運動・からだ図解

新版

骨・関節・靱帯・神経・血管の
触診術の
オールカラー
基本

杏林大学教授
齋藤昭彦（監修）

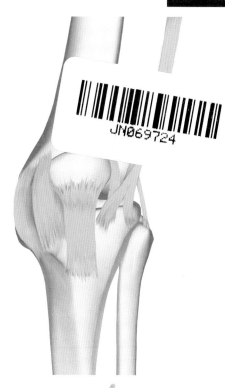

JN069724

マイナビ

はじめに

　触診は文字通り「触れて診ること」です。痛みなどの症状のある領域に触れ、問題となっている組織を同定するプロセスです。触診能力が身についていないと評価が曖昧になってしまうので、当然、治療効果を得ることができません。

　触診技術のベースとなるのは解剖学的知識ですが、触診方法に関する知識がなければ触診技術を高めることはできません。このことを示すエピソードがあります。私がまだ若いころ、ある大学の整形外科の教授に「おまえは第5腰椎棘突起を触れることができるのか？」と聞かれたことがありました。当然、日常的に触れていますので「はい」と答えたところ、明らかに教授の表情が険しくなり、「うちの医局員が十数年かけてようやく触れられるようになるのに、おまえに触れられるはずがない」と言うのです。これ以上話すと教授の怒りを助長するだけなので、私は何も言わないようにしました。

　このエピソードの原因は触診方法の違いにあるのです。多くの解剖学の書物には「ジャコビー線」についての記載があり、左右の腸骨稜の頂点を結んだ線が第4腰椎と第5腰椎の棘突起の間を通るとされています。したがって、第5腰椎を触診する際、多くの人はこの記載をもとに左右の腸骨稜の頂点を確認し、両者を結ぶ仮想ラインを引き、そのライン上で第5腰椎の棘突起を同定しています。しかし、この方法では第5腰椎棘突起を探すのに時間がかかり、しかも探した棘突起が本当に第5腰椎棘突起なのかに自信が持てません。

　第5腰椎を同定する際、別の良い方法があります。仙骨部に手掌を当て、そのまま頭側に皮膚上を滑らせ、最初に触れる突起を第5腰椎棘突起とする方法です。この方法であれば目をつぶっても簡単に第5腰椎棘突起を触れることができます。

　このように触診にはコツがあります。触診技術は読者自身の努力により高めることができます。本書はプロ、アマを問わず、多くの人の触診技術を高めるためのガイドブックです。触診技術を学ぶために本書を手始めに学習することをお勧めします。

杏林人学教授
齋藤昭彦

本書の使い方

本書は、「総論」で、触診の手順や全身の骨・関節・靭帯・神経・血管の名称と位置関係を示し、基本的なしくみや構造などについて解説しています。次に、第1章で肩甲帯・上肢、第2章で骨盤帯・下肢、第3章で顔面・頭部、第4章で脊柱、第5章で胸郭、第6章で神経、第7章で血管をまとめ、各部位の位置関係と触診方法について、イラストと写真を用いて解説しています。

ポイント
ここで学習する内容のポイントをまとめています。

カラー図解イラスト
各部位のしくみや構造について、リアルで緻密なイラストで解説しています。

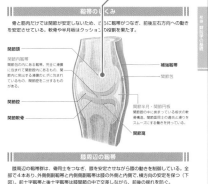

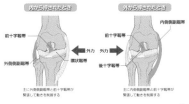

3種類の注釈

本文の内容に関連する情報や補足を加え、さらに詳しく解説しています。

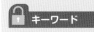
本文の中で重要な用語や難しい用語を解説しています。

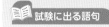
各種資格試験の出題率が高い語句をピックアップしています。

触診部位の名称

これから学習する触診部位の名称とふりがな、英単語とその読み方を示しています。また、概要について、解説しています。

触診手順

触診の手順について、写真とともに解説していきます。

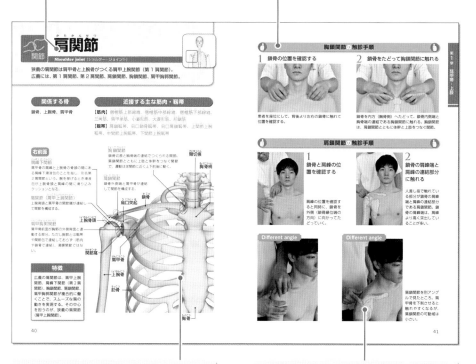

3Dカラー図解イラスト

骨や関節・靱帯・神経・血管の位置を立体的なイラストで示し、触診部位の機能や構造を解説しています。

イラスト解説

写真の上にイラストを配置し、触診部位の位置と触診のポイントを解説します。

2種類のコラム

Athletics Column

各部位の可動域に関する知識を写真とともに紹介しています。

COLUMN

学習する内容の付属情報や各部位で起こりやすい障害などを紹介し、実践に向けた、触診部位のより深い理解を促します。

総論　解剖学の基礎 …………… 11

第1章　肩甲帯・上肢の触診 …………… 33

第2章　骨盤帯・下肢の触診

総論

解剖学の基礎

触診とは

- ●患者の状態を観察し、直接触れることで身体各部の状態を知ること。
- ●触診の対象は、骨、関節、筋・筋膜、神経、血管など。

触診の目的

　触診は、身体に直接手で触れて感じ取り、その状態を観察、知ることを目的としている。その際、触知した部位を把握し、組織や構造にどのような変化が生じているのかを正確に評価しなければならない。

　対象となる組織には、表皮、皮下の脂肪層、骨、関節、筋・筋膜、靱帯（じんたい）、神経、血管などが挙げられる。また、触診には、静的触診と動的触診があり、それぞれを状況に応じて使い分ける必要がある。

観察と触診の方法

　観察と触診の方法には、おおよそ次の手順がある。なお、本書では筋の触診は行なわないため、それ以外の項目について記載する。①全体の視診…触診の前に、全体の形態や皮膚・組織の状態、動きなどをみる。左右差の観察も有効。②骨指標の触診…表層から触れる骨の確認。立体的な構造の理解が目的。③関節の触診…関節部分の骨に触れて、間隙（かんげき）の位置を確認。直接触れることができないときは、関節を動かした際の骨の動きから位置を確認する。④靱帯の触診…靱帯線維の走行に直交して触れる。触れにくい靱帯の場合は、関節を動かし他動的なストレスを加えることで触れやすくなる。⑤神経の触診…表層の部位なら、軽く圧迫することにより紐状（ひも）の神経を感じ取ることができる。⑥血管の触診…大腿動脈などの表層を走る動脈は、上から触れると脈拍を感じられる。上肢や下肢にある皮静脈は、その走行を視認することができる。

 キーワード

静的触診
皮膚の湿潤、体温、緊張、弾性、組織間の可動性など質的なものを評価する際に行なう。筋を弛緩させ、やや伸張位で触診するのがポイント。

動的触診
関節を動かすことで関節の可動域や抵抗感、傷みなどを評価する。

 メモ

触診の際の留意点
触診を行なう際は、指輪や腕時計などの装飾品を必ず外しておくこと。服の上から触れただけでは正確な判断が行なえないので、できる限り身体に直接触れるのが望ましい。患者に不安感や疲労感を覚えさせないよう、リラックスした姿勢を心掛け、手の温度にも注意を払うようにする。

身体各部の名称と位置関係

　身体各部の位置関係とその運動方向を示すときには、解剖学に基づく用語を用いる。触診の所見をまとめる際にも必要な知識なので、覚えておきたい。

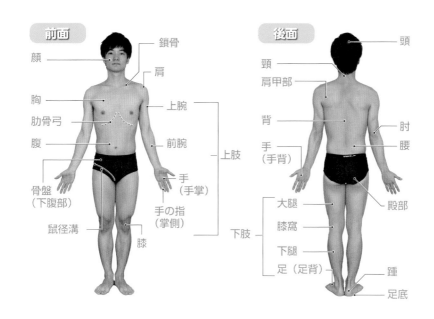

身体の方向を表わす用語

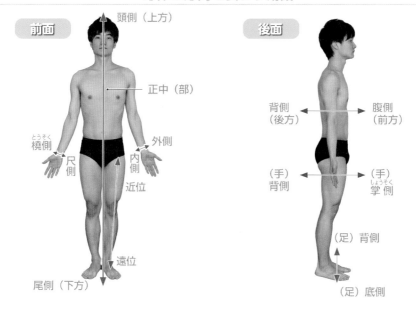

13

全身の骨

ポイント ●骨格は人体の形状を構成し、身体のあらゆる運動を可能にする。
●骨はリン酸カルシウムなどから成り、軽くて折れにくい性質を持つ。

前面

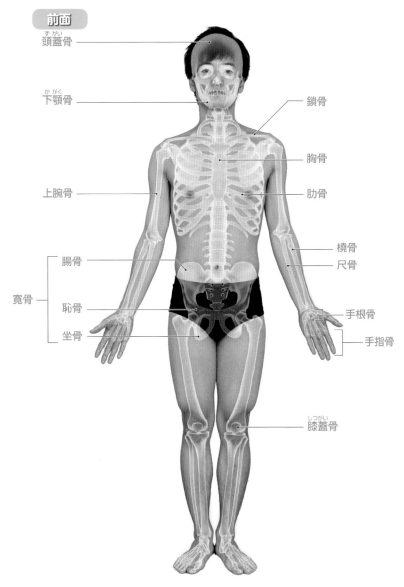

頭蓋骨（ずがい）

下顎骨（かがく）

上腕骨

寛骨

腸骨

恥骨

坐骨

鎖骨

胸骨

肋骨

橈骨

尺骨

手根骨

手指骨

膝蓋骨（しつがい）

さまざまな骨の役割

　大小の骨が複雑に連結した構造を骨格と呼ぶ。骨格は、身体の支持や運動のほかにも、臓器の保護、造血、カルシウムの代謝など、さまざまな機能を持っている。骨はカルシウムを貯蔵し、必要に応じてこれを血液中に放出。赤血球、白血球、血小板を含む血液は、骨髄で生成される。

後面

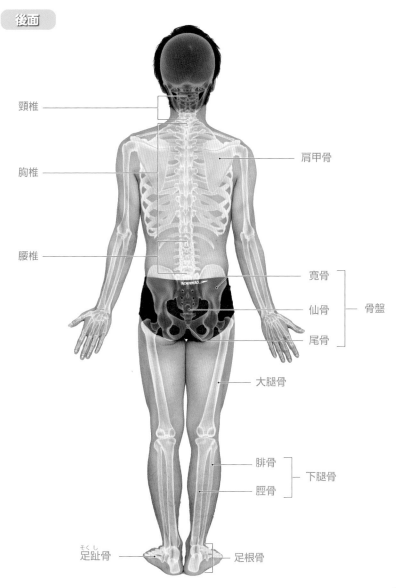

- 頸椎
- 胸椎
- 腰椎
- 肩甲骨
- 寛骨 ─┐
- 仙骨 ─┤ 骨盤
- 尾骨 ─┘
- 大腿骨
- 腓骨 ─┐
- 脛骨 ─┘ 下腿骨
- 足趾骨
- 足根骨

15

全身の関節・靱帯

●関節は、2つ以上の骨が互いに可動性を持って連結したもの。
●靱帯は、関節をつなぎ、動きを安定させる線維の束。

関節（前面）

背面

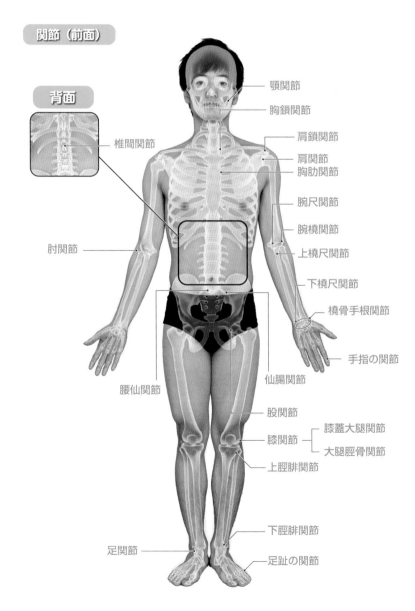

- 椎間関節
- 顎関節
- 胸鎖関節
- 肩鎖関節
- 肩関節
- 胸肋関節
- 腕尺関節
- 腕橈関節
- 上橈尺関節
- 下橈尺関節
- 橈骨手根関節
- 手指の関節
- 肘関節
- 腰仙関節
- 仙腸関節
- 股関節
- 膝関節 ── 膝蓋大腿関節 / 大腿脛骨関節
- 上脛腓関節
- 下脛腓関節
- 足関節
- 足趾の関節

関節の働き、靱帯との関係

　関節は、骨同士の連結部であり、不動性結合と可動性結合があるが、一般には可動性結合のものを関節と呼ぶ。関節を隔てた骨同士は、筋肉や靱帯で結びつけられ、それらの牽引力によって屈曲や伸展、回旋が可能となる。靱帯は両端が骨に付着しており、表面は周囲の結合組織と混ざり合った弾性線維で覆われている。形状は、束状、帯状、シート状などがあり、弾性には乏しい。

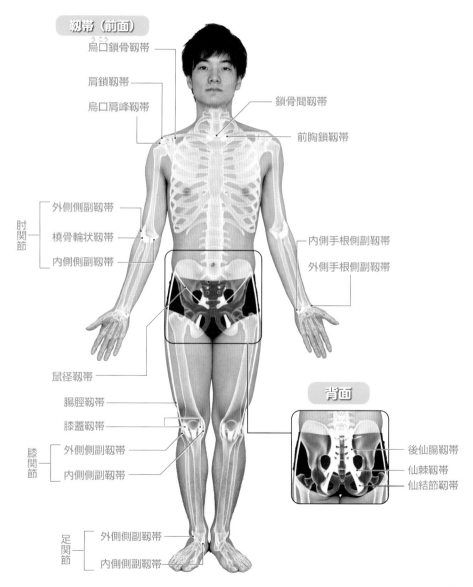

靱帯（前面）

烏口鎖骨靱帯

肩鎖靱帯

烏口肩峰靱帯

鎖骨間靱帯

前胸鎖靱帯

肘関節
外側側副靱帯
橈骨輪状靱帯
内側側副靱帯

内側手根側副靱帯

外側手根側副靱帯

鼠径靱帯

腸脛靱帯

膝蓋靱帯

膝関節
外側側副靱帯
内側側副靱帯

背面

後仙腸靱帯

仙棘靱帯

仙結節靱帯

足関節
外側側副靱帯
内側側副靱帯

17

全身の神経・血管

ポイント
●神経系は中枢神経と末梢神経から成る。
●心臓から出る血管が動脈、戻る血管が静脈。

全身の神経系

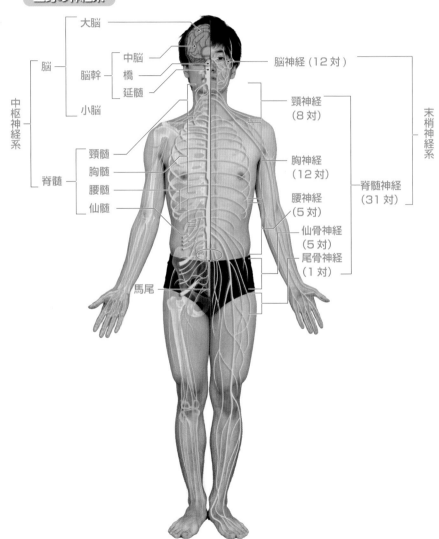

- 中枢神経系
  - 脳
    - 大脳
    - 脳幹
      - 中脳
      - 橋
      - 延髄
    - 小脳
  - 脊髄
    - 頸髄
    - 胸髄
    - 腰髄
    - 仙髄

- 末梢神経系
  - 脳神経（12対）
  - 脊髄神経（31対）
    - 頸神経（8対）
    - 胸神経（12対）
    - 腰神経（5対）
    - 仙骨神経（5対）
    - 尾骨神経（1対）

馬尾

全身の神経系と主な動脈・静脈

　脳と脊髄から成る中枢神経系は送られてきた情報を処理。中枢神経系と身体各部の間の情報を取り持つのが末梢神経系である。

　全身への血液循環の大元となる大動脈は、上行大動脈、大動脈弓、下行大動脈に区分される。全身の静脈は、肺静脈系と大静脈系に区分される。

静脈の分布

動脈の分布

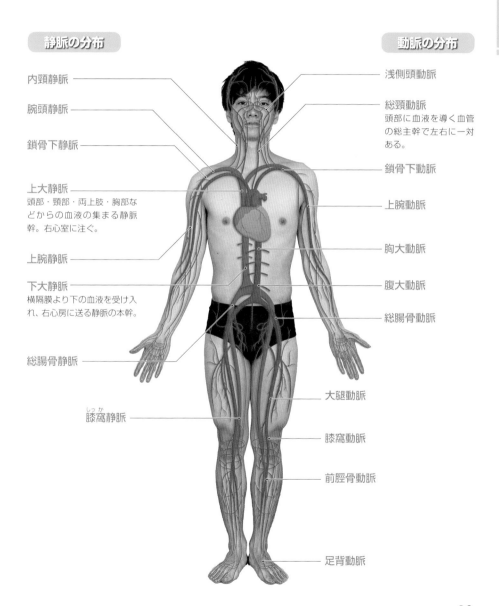

内頸静脈

腕頭静脈

鎖骨下静脈

上大静脈
頭部・頸部・両上肢・胸部などからの血液の集まる静脈幹。右心室に注ぐ。

上腕静脈

下大静脈
横隔膜より下の血液を受け入れ、右心房に送る静脈の本幹。

総腸骨静脈

膝窩静脈

浅側頭動脈

総頸動脈
頭部に血液を導く血管の総主幹で左右に一対ある。

鎖骨下動脈

上腕動脈

胸大動脈

腹大動脈

総腸骨動脈

大腿動脈

膝窩動脈

前脛骨動脈

足背動脈

19

骨の形状と分類

ポイント
- ●骨は、その形状から、大きく６種類に分類される。
- ●身体支持、運動、臓器の保護、造血、Ca の代謝などの働きがある。

骨の役割による分類

骨の役割には、主に次の２つがある。

①運動器官としての役割

人体の重量を支えながら、骨格を形成し、筋の収縮によって関節運動を行なう。脳や内臓などを外界からの衝撃から守るための保護・収蔵機能もある。

②代謝器官としての役割

骨質にカルシウム・無機物、髄腔（ずいくう）に脂肪を貯蔵している。また、骨髄には造血機能もある。

部位と材質による分類

①部位による分類

部位によってそれぞれ働きが異なり、そのため形状も異なる。骨の部位の最も一般的な分類は、上肢・下肢・体幹・頭部の４種類。それぞれの部位が、体幹の中軸をなす脊柱に多様な形をして連結することにより、複雑な運動を行なえるようになっている。

②材質による分類

骨は、外側の緻密質（骨単位と呼ばれる構造単位から成る）と内側の海綿質（海綿様の多数の内腔＝骨質の間に隙間がある）の２層から成り、リン酸カルシウムを多分に含んだ硬い組織。骨格を形成する骨を軟骨と明確に区別する場合には、硬骨とも呼ぶ。

軟骨は、軟骨細胞と軟骨気質から成り、硝子軟骨（しょうし）・線維軟骨・弾性軟骨など、成分によっていくつかに分類され、それぞれ力学的特性が異なる。

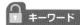 キーワード

骨質
骨組織の基質をつくる高たんぱく質。コラーゲン、リン酸カルシウム、炭酸カルシウム、リン酸マグネシウムが主な成分。

髄腔
骨の中にある空洞のことで、造血の働きを持つ骨髄（赤色骨髄）や脂肪（黄色骨髄）が貯蔵されている。

 試験に出る語句

硝子軟骨
人体中、最も一般的に見られる軟骨で、関節面を覆う関節軟骨、気管を囲う気管軟骨など。

線維軟骨
仙腸関節、顎関節、胸鎖関節、椎間円板、恥骨結合、関節半月、関節円板などを構成する軟骨。コラーゲンが多く含まれているため硬く、外からの圧力に強い。

弾性軟骨
外耳道、耳管、耳介軟骨、喉頭蓋軟骨などを構成する軟骨。弾性線維を多く含むため弾力がある。

骨の形状による分類

骨は、機能や動き方によって、棒状や板状など複雑な形と大きさをしており、多様な骨同士がいくつか組み合わさることによって、合理的な動きと丈夫な構造を両立している。

長骨

四肢を構成する上腕骨や大腿骨に代表される棒状の骨。大きな動きを行なうのに都合が良く、両端は他の骨と関節でつながるために太い。上腕骨・尺骨・橈骨・大腿骨・脛骨・腓骨など。

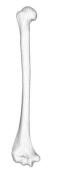

短骨

骨端と骨幹の明確な区別がない立方形の骨。短骨が複数集まることで関節を構成しているものが多い。可動域は限られるが、弾性がある。手根骨・足根骨など。

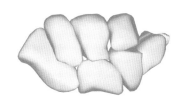

扁平骨

板状の骨。頭頂骨のように内腔を囲んで臓器を保護する働きや、肩甲骨のように筋の付着面となるのに都合の良い形状をしている。頭頂骨・肩甲骨・胸骨・肋骨・腸骨など。

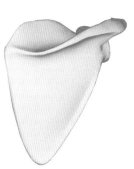

含気骨

骨の中に空気が通る穴を持つのが特徴。神経や血管を通す機能のほか、骨自体の重量を軽減するというメリットがある。頭蓋骨に多い。前頭骨・上顎骨・篩骨・蝶形骨など。

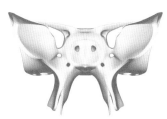

不規則骨

長骨・短骨・扁平骨のいずれにも当てはまらない不規則な形の骨。形状は、主に外方へ出た複雑な突起によって特徴づけられている。椎骨・下顎骨・頬骨・蝶形骨など。

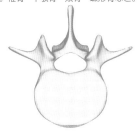

種子骨

靭帯または腱と癒着している関節包にある骨。腱と腱に接する骨との間の摩擦を軽減する働きがある。指の骨に付随するものが多い。膝蓋骨・豆状骨など。

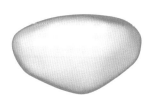

関節の構造と連結

●関節は、滑液を満たした関節包によって連結されている。
●関節は接合部分の形状によって分類することができる。

骨の連結構造

　石灰質を成分とする骨を動かすには、いくつかの骨が連結して関節を構成する必要がある。骨同士の連結には可動性のないものもあるため、一般には可動性連結のみを関節と呼んでいる。2つの骨が連結した関節は単関節、3つ以上の骨が連結した関節は複関節という。

　関節は、ある程度激しい動きにも耐えられるように、簡単には外れない丈夫な構造でなければならない。そのため、接合部分は直接骨同士が接するだけではなく、いくつかの組織が関与している（右ページ上図参照）。骨と骨を包むのが関節包と呼ばれる袋状の組織で、その内部（関節腔）を滑液が満たすことでクッションや潤滑油の役割を果たしている。骨が簡単に脱落しないように補強する組織が靱帯（P.24 参照）。関節の適合を高めるためにあるのが、関節半月や関節円板と呼ばれる板状の軟骨である。

関節が動くしくみ

　関節は、接合部分の形状によって分類することができる。運動域が大きく、動きの方向も比較的自由なのは球関節。運動域は大きいが方向が限られるのは蝶番関節。蝶番関節のうち、運動時に螺旋運動が見られるものはとくに螺旋関節とも呼ぶ。片方の骨が軸となってそれを中心にもう片方の骨が回旋運動を行なうのは車軸関節。最も可動域が小さいのは平面関節である。関節の接合部分が多様な形状をしていることで、それぞれ体の部位に合わせた動きを合理的に実現することができる。

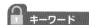

キーワード

単関節
2つの骨で構成される関節。指節間関節、肩関節、股関節など。

複関節
3つ以上の骨で構成される関節。肘関節、膝関節、橈骨手根関節、足根骨など。

メモ

関節半月・関節円板を備えた関節
関節半月を持つ関節には膝関節、関節円板を持つ関節には顎関節、胸鎖関節、肩鎖関節などがある。

関節の基本構造

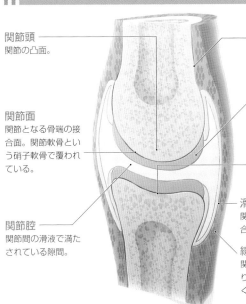

関節頭
関節の凸面。

骨膜
骨の表面を覆う結合組織の膜。

関節軟骨
関節をつくる骨同士の骨端を薄く覆っているゲル状の軟骨。接合部分の衝撃を緩和し、骨を保護する。

関節面
関節となる骨端の接合面。関節軟骨という硝子軟骨で覆われている。

関節窩
関節の凹面。

滑膜
関節包の内側を覆う結合組織の層。

関節腔
関節間の滑液で満たされている隙間。

線維膜
関節包の外層に当たり、骨膜の表層部に続く線維層。

関節包
骨膜から続いている結合組織。関節腔を完全に包み、緊張と弛緩ができる。外層の線維膜（線維層）と内層の滑膜（滑膜層）の2層から成っている。

関節の種類

蝶番関節

蝶番のような運動を行なう一軸性関節。可動域は大きいが方向は限られる。指節間関節、肘関節、距腿関節など。

車軸関節

関節頭は環状で、関節窩内を車輪のような回転運動で動く一軸性関節。前腕の上・下橈尺関節、正中環軸関節など。

楕円関節

関節頭が楕円形をした関節。連結部分の面積は小さい。橈骨手根関節など。

鞍関節

関節頭と関節窩が馬の鞍のような形をし、前後左右に動く二軸性関節。胸鎖関節、母指手根中手関節など。

平面関節

骨の連結部分が両側とも平面で、可動域は小さいが関節面が広いため連結の強度は高い。椎間関節など。

球関節

関節頭が半球、関節窩が椀型の形をしており、可動域が極めて大きい多軸性関節。肩関節、腕橈関節など。

靱帯の基本

●靱帯には、運動を制限するとともに、関節を安定させる機能がある。
●靱帯は、関節外靱帯と関節内靱帯に分類できる。

結合組織としての靱帯

　人体の支持組織は、大きく軟骨組織、骨組織、血液・リンパ、結合組織に分類されるが、靱帯はそのうちの結合組織に属し、腱などと同じグループを形成している。特徴としては、主にコラーゲンと呼ばれるたんぱく質から成り、線維の配列が密になっているため、結合組織の中でも線維性結合組織、さらに細かく密性結合組織という分類の仕方もされる。線維束が密に交織している真皮や筋膜などの交織密性結合組織に対し、線維の方向が一定していることから、平行密性結合組織とも呼ばれる。

靱帯の働き

　靱帯には、関節を安定させると同時に、ある方向（異常な方向）に対しては運動を制限する働きがある。そのため、靱帯を形成する線維束は加わる力に十分耐えられるよう強く丈夫で、弾性には乏しいが、同時に柔軟で曲げやすい性質を持っている。日常的な動きによる伸長率が4％を超えることはなく、6％を超えると部分的に損傷が起き、8％を超えると断裂してしまう。

　関節を支える靱帯はさまざまな部位にあるが、それらはすべてが同じ働きを持つわけではなく、機能によって、関節包を補強するための補強靱帯、関節運動の方向を確実にするための支持靱帯、関節運動を抑制するための抑制靱帯などに分かれている。いま挙げた靱帯は関節包の外にある靱帯（関節外靱帯）だが、例えば股関節の大腿骨頭靱帯のように、関節包の内側にも靱帯はある（関節内靱帯）。

キーワード

線維性結合組織
人間をはじめとする動物の組織の一つで、コラーゲンなどのたんぱく質から成る膠原線維を主成分とし、エラスチンなどのたんぱく質から成る弾性線維が混在している。膠原線維は白色、弾性線維は黄色をしていることに特徴がある。

メモ

腱と靱帯
腱も靱帯も組織的には同じグループに属し、身体の結合に関与している点では同じだが、機能的には違いがある。わかりやすくいえば、筋と骨をつなぎとめ、筋の出力を骨に伝える働きをするのが腱で、骨と骨をつなぎとめるのが靱帯。腱の線維の走行方向は筋からかかる力と平行に配列している。

靭帯のしくみ

　骨と筋肉だけでは関節が安定しないため、さらに靭帯がつなぎ、前後左右方向への動きを安定させている。軟骨や半月板はクッションの役割を果たす。

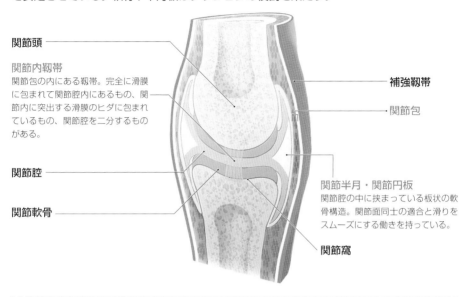

関節頭

関節内靭帯
関節包の内にある靭帯。完全に滑膜に包まれて関節腔内にあるもの、関節内に突出する滑膜のヒダに包まれているもの、関節腔を二分するものがある。

補強靭帯

関節包

関節腔

関節半月・関節円板
関節腔の中に挟まっている板状の軟骨構造。関節面同士の適合と滑りをスムーズにする働きを持っている。

関節軟骨

関節窩

膝周辺の靭帯

　膝周辺の靭帯群は、骨同士をつなぎ、膝を安定させながら膝の動きを制御している。全部で4本あり、外側側副靭帯と内側側副靭帯は膝の外側と内側で、横方向の安定を保つ（下図）。前十字靭帯と後十字靭帯は膝関節の中で交差しながら、前後の揺れを防ぐ。

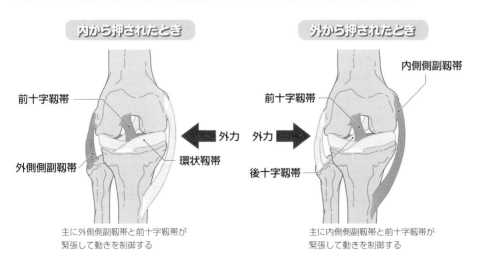

内から押されたとき

前十字靭帯

外側側副靭帯

環状靭帯

外力

主に外側側副靭帯と前十字靭帯が緊張して動きを制御する

外から押されたとき

内側側副靭帯

前十字靭帯

後十字靭帯

外力

主に内側側副靭帯と前十字靭帯が緊張して動きを制御する

神経の基本

- ●神経組織は神経系を構成する組織。神経細胞がその主体となる。
- ●神経系は、中枢神経系と末梢神経系によって構成される。

神経組織の構造としくみ

　神経系とは、神経組織から成る器官系の総称。ヒトをはじめとする動物の体内において、各器官をコントロールし、個体の行動を統制している。機能上、中枢神経系と末梢神経系に分けることができ、そのうち中枢神経系は、全神経の統合・支配など中枢的な役割を担っている部分で、脳と脊髄から成り、末梢神経が受けた刺激を受けて音声・運動・反射などを指令する。末梢神経系は、中枢神経系から出て体表や体内の諸器官に分布する神経の総称で、脳神経と脊髄神経から成る。

刺激情報が伝達するしくみ

　神経組織は、神経系を構成する基本組織で刺激を伝達するニューロン（神経細胞、神経元）とそれを支持する神経膠細胞から成る。ニューロンは細胞体樹状突起、軸索突起から成り、これらが神経系を構成する基本単位。樹状突起を通してニューロンが受け取った刺激情報は、陽性の電気信号として次のニューロンへと伝達されていく。

　ニューロンの末端部分に当たる樹状突起と次のニューロンの軸索突起をつなぐのは、シナプスと呼ばれる接合部である。刺激を伝える側のニューロンの末端（シナプス終末）と刺激を受ける側（シナプス後細胞）との間には隙間（シナプス間隙）があり、刺激情報がシナプスの末端までくると、そこから神経伝達物質が放出される。このようにして、刺激がニューロンからニューロンへと伝えられていくしくみを、シナプス伝達という。

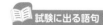
樹状突起
神経細胞にある突起の中で、軸索を除く、短くて枝分かれした部分。刺激伝達を受け、電気信号に変える。

軸索突起
ニューロンの構成要素で、神経細胞から出ている長い突起。末端は次の神経細胞の樹状突起とシナプスを通して接合する。軸索が集まって構成されたのが神経線維。

 メモ

ニューロンの突起の数
ニューロンは、細胞体から延びる軸索の本数や形によって、単極性ニューロン、双極性ニューロン、偽単極性ニューロン、多極性ニューロンに分けられる。感覚を伝えるのは双極性ニューロンや偽単極性ニューロン、運動の指令を伝えるのは多極性ニューロンであることが多い。

神経組織の構造

神経組織の構造は中枢神経と末梢神経に区分できる。

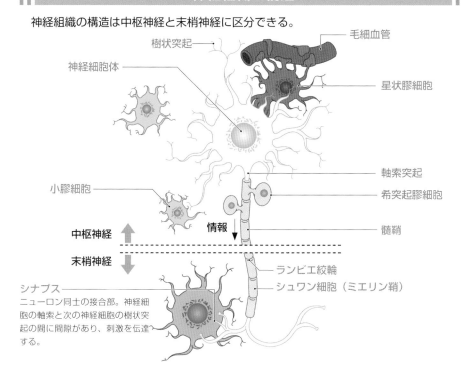

樹状突起
毛細血管
神経細胞体
星状膠細胞
軸索突起
希突起膠細胞
小膠細胞
髄鞘
中枢神経
情報
末梢神経
ランビエ絞輪
シュワン細胞（ミエリン鞘）
シナプス
ニューロン同士の接合部。神経細胞の軸索と次の神経細胞の樹状突起の間に間隙があり、刺激を伝達する。

ニューロン（神経細胞）

　ニューロンとは、神経系を構成する基本的な単位。シナプスによってほかのニューロンと連結し、刺激を伝える。

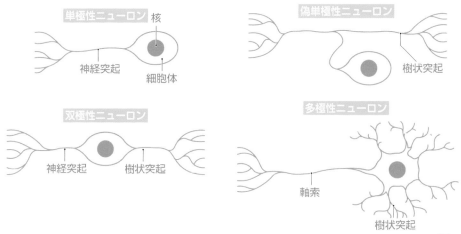

単極性ニューロン　核
神経突起
細胞体

偽単極性ニューロン
樹状突起

双極性ニューロン
神経突起　樹状突起

多極性ニューロン
軸索
樹状突起

27

血管の基本

●体内各部に血液を送る血管は、動脈・静脈・毛細血管に分けられる。
●血液循環は、肺循環と体循環という2つの機能で成り立っている。

動脈・静脈・心臓の働き

　小腸や肺で取り入れられた栄養分や酸素を身体のすみずみまで運ぶ主要な輸送手段が血液であり、その通り道が血管である。ポンプ役である心臓から送り出された血液は、大動脈を通じて各組織の毛細血管に分岐。そこで酸素や栄養分を消費された血液（静脈血）は、大静脈を通じて心臓へと戻される。こうした血液の流れを体循環という。一方、心臓へ戻された二酸化炭素を多く含む血液を、肺へ送って酸素濃度を上げる循環のことを、肺循環という。心臓は体循環と肺循環という2つの循環を同時に行なっている。

　静脈も動脈も、内膜・中膜・外膜の三層構造をしているが、静脈の壁は動脈よりも薄い。これは、血圧の違いによるもので、大静脈の血圧は極めて低い。そのままの血圧では心臓まで還流することができないので、胸腔と心房の陰圧や、筋収縮などが血流を補佐している。

毛細血管の働き

　毛細血管は、動脈・静脈の末梢が細かく枝分かれし、網目状となってつながっている。直系は $5 \sim 10\,\mu\mathrm{m}$ しかなく、赤血球がやっと通れる程度である。主な働きは、血液中の栄養素や酸素を、毛細血管壁を通じて組織内に送り込み、組織中の老廃物を受け取ること。持久的トレーニングによって毛細血管を増加させれば、筋肉への酸素供給量は高くなる。

　毛細血管の壁は単層構造をしており、物質交換が活発な領域には多数の穴が開いている。そのため透過性は高い。

 メモ

血液を循環させるシステム
循環器系とは体液を循環させるシステム全体を指す用語。血管系とリンパ系に大別され、血液を循環させるのが血管系である。脂肪など、血液で運べない栄養素を担当するのがリンパ系で、リンパ管を通じて体内を循環する。

血管壁の構造
静脈も動脈も内膜・中膜・外膜の三層で構成されている。内膜は、内皮細胞と少量の結合組織から成り、中膜は平滑筋や弾性線維から成っている。静脈は動脈よりも壁が薄くなっているが、内膜のところどころに心臓向きの弁（静脈弁）があり、血液の逆流を防いでいる。

 キーワード

血圧
広義には、血管壁が受ける血流の圧力のこと。臨床でいう血圧とは、血液が動脈血管内を流れているときに示す圧力のことである。血圧は、心臓が収縮して血液を送り出したときの最大血圧（収縮期血圧）と、弛緩したときの最小血圧（弛緩期血圧）で示す。

血液循環のしくみ

　血液循環は、肺循環と体循環から成る。心臓の左心室から全身に血液を送り出す動脈の本幹が大動脈で、静脈血を集めて右心房に導く静脈の本幹が大静脈。心臓は、肺循環と体循環を同時に機能させるポンプの役割を果たしている。

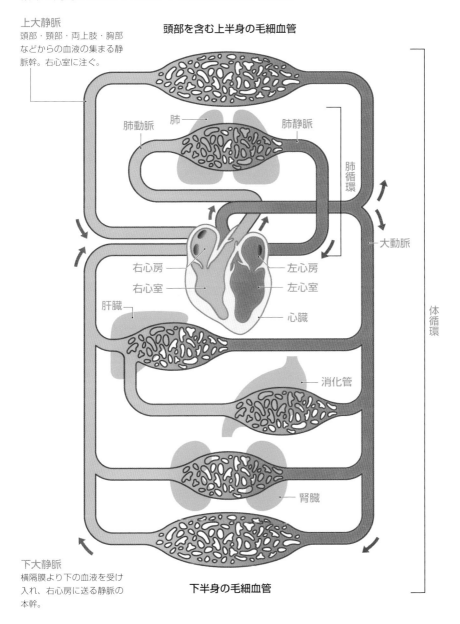

頭部を含む上半身の毛細血管

上大静脈
頭部・頸部・両上肢・胸部などからの血液の集まる静脈幹。右心室に注ぐ。

肺動脈　肺　肺静脈

肺循環

大動脈

右心房　左心房

右心室　左心室

肝臓　心臓

体循環

消化管

腎臓

下大静脈
横隔膜より下の血液を受け入れ、右心房に送る静脈の本幹。

下半身の毛細血管

姿勢

ポイント

●姿勢とは、身体各部の位置関係や全身の形を表わす際に用いられる概念。
●姿勢には、構えと体位という 2 つのとらえ方がある。

構えと体位

構えは、頭部・体幹・上肢・下肢といった身体各部位の相対的な位置関係を示したもの。体位は、重力方向に対する身体の位置関係を示す。

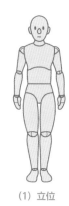

(1) 立位

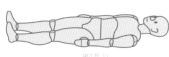

(2) 背臥位

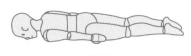

(3) 腹臥位

基本立位姿勢と解剖学的基本立位姿勢

解剖学を学ぶうえで、身体の上下左右前後を示す際には前腕部に注意しなければならない。一般に人体の基本姿勢といえば基本立位姿勢を意味するが、解剖学では前腕を回外して手のひらを前に向けた状態を、解剖学的基本立位姿勢と名付けて採用している。

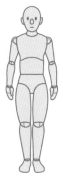

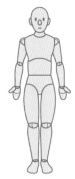

(1) 基本立位姿勢
立位姿勢で顔面を正面に向ける。両上肢を体側に下垂し、前腕橈側縁は前方に、手掌は体側に向ける。下肢は平行、足指が前方を向いた直立位。

(2) 解剖学的基本立位姿勢
基本立位姿勢から、前腕を回外して手掌を前方に向けた直立位。

体位の種類

体位の種類を表現するための用語は、解剖学や運動学の必要上、厳密に定義されている。

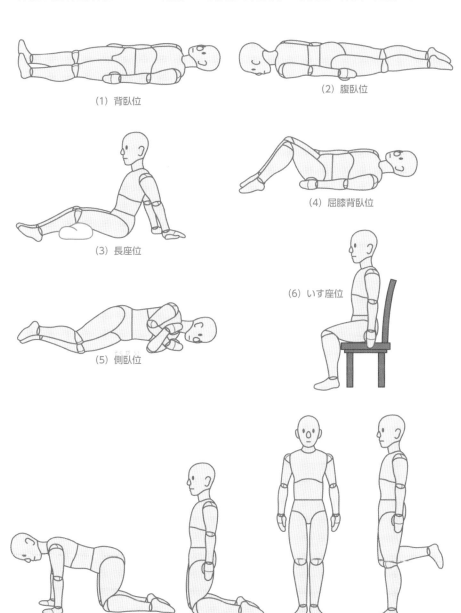

（1）背臥位

（2）腹臥位

（3）長座位

（4）屈膝背臥位

（5）側臥位

（6）いす座位

（7）四つ這い位

（8）膝立ち位

（9）立位

（10）片脚立位

運動を表わす面と軸

- ●解剖学では運動をとらえる際、3つの面と3つの軸を用いて考える。
- ●矢状面は前額面、水平面とそれぞれ直交する縦断面の1種である。

3つの運動面

(1)矢状面（しじょうめん）
身体の正中に対し平行に、体を左右に分ける面。正中に沿って体を左右対称に等分する面は、とくに正中矢状面という。

(2)前額面
身体を前部と後部（腹側と背側）に分割する垂直平面。前頭面または、頭蓋骨の関節である冠状縫合の方向に平行であることから冠状面ともいう。

(3)水平面
身体を上下で水平に二分する平面。横断面ともいう。

3つの運動軸

(1)垂直軸
人体の上下方向の軸。この軸を中心に回転すると、水平面での運動が生じる。

(2)矢状－水平軸
人体の前後方向の軸。この軸を中心に回転すると、前額面での運動が生じる。

(3)前額－水平軸
人体の左右方向の軸。この軸を中心に回転すると、矢状面上での運動が生じる。

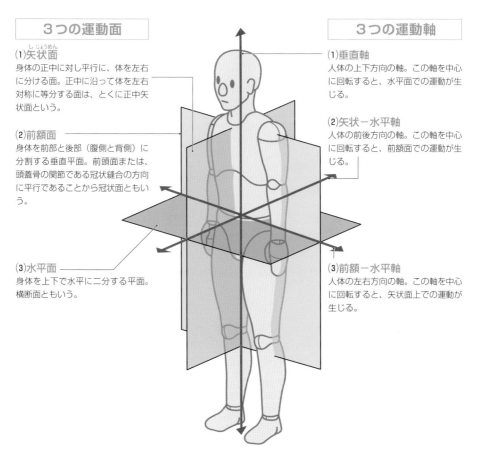

運動面、運動軸と運動用語

運動面	運動軸	運動の種類（用語）
前額面	矢状－水平軸	外転・内転、左右側屈
矢状面	前額－水平軸	屈曲・伸展、背屈・掌屈、背屈・底屈
水平面	垂直軸	外旋・内旋、左右回旋、（前腕）回外・回内

肩甲帯・上肢の触診

肩甲帯の骨
けんこうたい　　ほね

Shoulder girdle（ショルダー・ガードル）

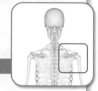

胸郭上部の背面に左右一対で位置する肩甲骨を中心とした部位が肩甲帯。
屈曲・伸展・挙上・引き下げなどの動作が行なわれる。

関係する骨

肩甲骨、鎖骨

筋の起始・停止

【起始】胸鎖乳突筋、大胸筋、棘上筋、棘下筋、肩甲下筋、肩甲舌骨筋、広背筋、三角筋、小円筋、上腕三頭筋（長頭）、上腕二頭筋（短頭）、上腕二頭筋（長頭）、烏口腕筋、小円筋、大円筋
【停止】肩甲挙筋、小胸筋、小菱形筋、前鋸筋、僧帽筋、大菱形筋

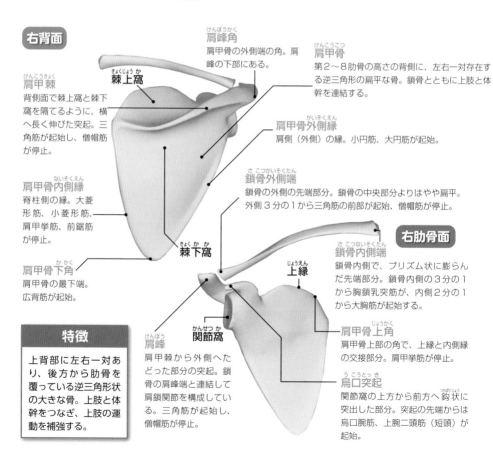

右背面

肩峰角（けんぼうかく）
肩甲骨の外側端の角。肩峰の下部にある。

棘上窩（きょくじょうか）

肩甲骨（けんこうこつ）
第2～8肋骨の高さの背側に、左右一対存在する逆三角形の扁平な骨。鎖骨とともに上肢と体幹を連結する。

肩甲棘（けんこうきょく）
背側面で棘上窩と棘下窩を隔てるように、横へ長く伸びた突起。三角筋が起始し、僧帽筋が停止する。

肩甲骨外側縁（がいそくえん）
肩側（外側）の縁。小円筋、大円筋が起始。

肩甲骨内側縁（ないそくえん）
脊柱側の縁。大菱形筋、小菱形筋、肩甲挙筋、前鋸筋が停止。

鎖骨外側端（さこつがいそくたん）
鎖骨の外側の先端部分。鎖骨の中央部分よりはやや扁平。外側3分の1から三角筋の前部が起始、僧帽筋が停止。

棘下窩（きょくかか）

右肋骨面

鎖骨内側端（さこつないそくたん）
鎖骨内側で、プリズム状に膨らんだ先端部分。鎖骨内側の3分の1から胸鎖乳突筋が、内側2分の1から大胸筋が起始する。

上縁（じょうえん）

肩甲骨下角（かかく）
肩甲骨の最下端。広背筋が起始。

特徴

上背部に左右一対あり、後方から肋骨を覆っている逆三角形状の大きな骨。上肢と体幹をつなぎ、上肢の運動を補強する。

肩峰（けんぼう）
肩甲棘から外側へたどった部分の突起。鎖骨の肩峰端と連結して肩鎖関節を構成している。三角筋が起始し、僧帽筋が停止する。

関節窩（かんせつか）

肩甲骨上角（じょうかく）
肩甲骨上部の角で、上縁と内側縁の交接部分。肩甲挙筋が停止。

烏口突起（うこうとっき）
関節窩の上方から前方へ鈎状に突出した部分。突起の先端からは烏口腕筋、上腕二頭筋（短頭）が起始。

肩甲骨上角 の 触診手順

第1章　肩甲帯・上肢

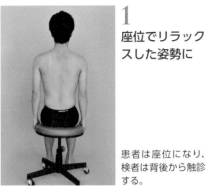

1
座位でリラック
スした姿勢に

患者は座位になり、
検者は背後から触診
する。

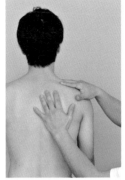

2
上角の位置を確
認する

内側縁を頭側に向
かってたどり、上角
を確認する。上角は
第2肋骨の高さに相
当する。

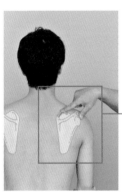

3
指先で上角に触
れる

患者を脱力させ、肩
をすぼめるようにし
ながら前傾させれば、
上角に触れやすくな
る。

Close UP

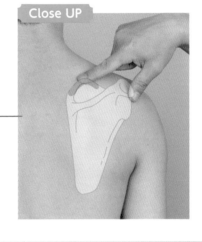

肩甲骨下角 の 触診手順

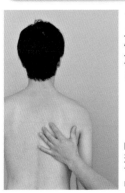

1
肩甲骨下部の三
角の部分に触れ
る

内側縁と外側縁とで
形成される肩甲骨最
下部の三角形が、肩
甲骨下角。

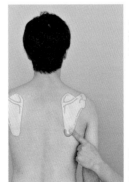

2
指先で下角に触
れる

肩甲骨下角の位置
は、第7肋骨の高さ
が目安となる。

35

肩甲骨内側縁 の 触診手順

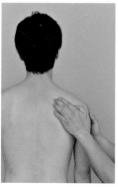

1 内側縁の位置を確認する

上角から下方へたどって触れる。

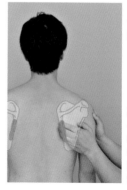

2 内側縁を全体的に触れる

基本ポジションにある肩甲骨内側縁は脊柱と平行。成人男性の場合、棘突起から約7.5cmの距離に位置する。

肩甲骨外側縁 の 触診手順

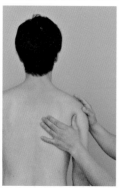

1 外側縁の外上方に触れる

母指の腹で外側縁の上方を下角に向かってたどる。触診する手と反対側の手を肩に添えることで、基本ポジションを保つ。

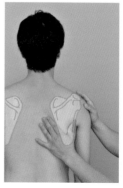

2 外側縁の下方に触れる

外側縁の下方へたどったところ。外側縁は上縁や内側縁と比べ、厚くなっているのが特徴。

肩甲棘 の 触診手順

1 内側縁から外側へ向かってたどる

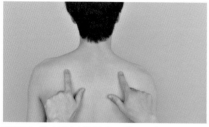

背側面で棘上窩と棘下窩を二分するように横方向へのびている棒状の骨突起が肩甲棘。

2 肩甲棘を外側へたどりきる

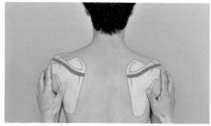

肩甲棘は外側へいくほど突起が高くなる。外側へたどり切ったところにあるのが肩峰。

肩峰 の 触診手順

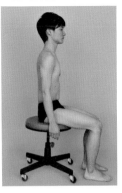

1 座位でリラックスした姿勢に

患者は座位になり、検者は背後やや側面寄りから触診する。

2 肩峰角から肩峰にたどる

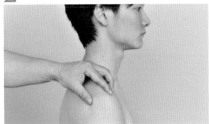

左手の母指で触れている肩峰角を前方へ向かった場所、やや広めのところに肩峰がある。

3 肩峰の位置を確認する

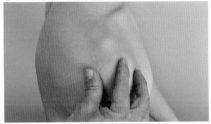

写真では、右手の人差し指（示指）で肩峰に触れている。

Close UP

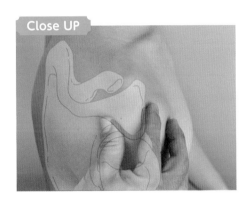

肩峰角 の 触診手順

1 肩甲棘を外側にたどる

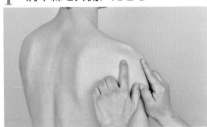

肩甲棘を外側に向かってたどり、急に角度が前方に変わる部分に肩峰角がある。写真では肩甲棘と肩峰を確認している。

2 肩峰角に前側から触れる

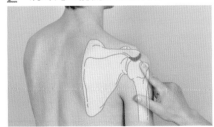

写真では、肩峰角の前側に右示指で触れている。

37

烏口突起の触診手順

1 鎖骨外側の突起を確認する

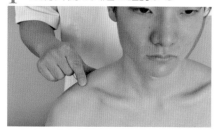

鎖骨外側3分の1と中間3分の1の境界から下方へ2cmの位置にある突起を確認。

2 烏口突起の内側縁をたどる

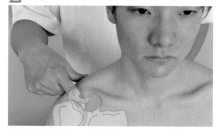

烏口突起外側から内側深部にかけて、烏口腕筋、上腕二頭筋（短頭）が起始、小胸筋が停止。

鎖骨内側端の触診手順

1 左右の鎖骨を触れる

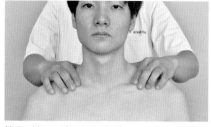

鎖骨に触れながら内側へたどっていく。

2 内側の先端部分に触れる

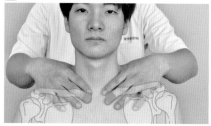

内側3分の2が前方に凸状になっているのが確認できる。

鎖骨外側端の触診手順

1 鎖骨の上下を挟むように触れる

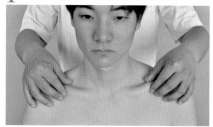

鎖骨に触れながら外側へたどっていく。

2 外側の先端部分に触れる

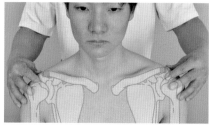

外側の3分の1が前方に凹状になっているのが確認できる。

Athletics Column

肩甲骨の可動域

　肩甲骨の動きのうち、基本ポジションから肩を下げた状態にするのが下制。肩を上げる動きを挙上という。挙上は、重い物を持つときなどに働く動きである。

　肩を前にすくめるようにする動きは屈曲（外転）。それとは逆方向の後ろへ両側の肩甲骨を近づける動きが伸展（内転）。いずれも両側の肩峰を結ぶ線が基本軸、頭頂と肩峰を結ぶ線が移動軸となっている。

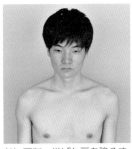

(1) 下制　挙げた肩を降ろす動き。可動域は10°くらい。

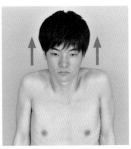

(2) 挙上　肩を上げる。可動域は20°くらい。

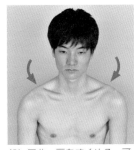

(3) 屈曲　肩をすくめる。可動域は20°くらいが一般的。

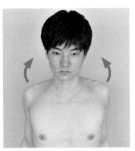

(4) 伸展　胸を張る。可動域は20°くらいが一般的。

COLUMN

肩関節脱臼

　肩関節の肩甲骨関節窩は浅窩に分類され、そこに大きな上腕骨頭が接する形で形成されている。そのため可動域が大きい反面、脱臼しやすいという欠点がある。

　脱臼は、前方、後方、下方と、さまざまな方向に外力が加わり、ずれることで起こるが、そのうち最も多いのが前方への脱臼。これは構造上、上腕骨頭が前方に移動しやすくなっているためである。

　脱臼の主な症状には、関節の痛み、可動域の制限などがある。若年者の場合、脱臼することで関節窩と上腕骨がぶつかり、関節唇と上腕骨が損傷することが多い。これに対し高齢者は腱板が変性しているため、先に腱板が断裂する。関節唇の損傷が見られないので、若年者ほどには脱臼が慢性化しないという特徴がある。

肩関節

関節

Shoulder joint（ショルダー・ジョイント）

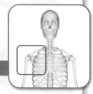

狭義の肩関節は肩甲骨と上腕骨がつくる肩甲上腕関節（第1肩関節）。
広義には、第1肩関節、第2肩関節、肩鎖関節、胸鎖関節、肩甲胸郭関節。

関係する骨

鎖骨、上腕骨、肩甲骨

近接する主な筋肉・靱帯

【筋肉】僧帽筋上部線維、僧帽筋中部線維、僧帽筋下部線維、三角筋、肩甲挙筋、小菱形筋、大菱形筋、前鋸筋
【靱帯】肩鎖靱帯、烏口鎖骨靱帯、烏口肩鎖靱帯、上関節上腕靱帯、中関節上腕靱帯、下関節上腕靱帯

右前面

肩峰下関節
肩甲骨の肩峰と上腕骨の骨頭の間にある肩峰下滑液包のことを指し、別名第2肩関節という。腕を挙げるとき滑液包が上腕骨頭と肩峰の間に滑り込みクッションとなる。

肩関節（肩甲上腕関節）
上腕骨頭と肩甲骨の関節窩が連結して関節を構成する。

肩甲胸郭関節
肩甲骨前面が胸郭の外側背面と連動する部分。ただし胸郭とは靱帯や関節包で連結しておらず（筋肉や鎖骨で連結）、滑膜関節ではない。

胸鎖関節
鎖骨切痕と胸骨端の連結でつくられる関節。肩鎖関節とともに上肢と体幹をつなぐ関節で、運動は球関節に近く上下前後に動く。

肩鎖関節
鎖骨外側端と肩甲骨が連結して関節を構成する。

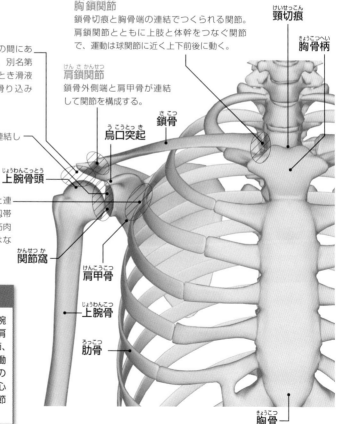

頸切痕

胸骨柄

鎖骨

烏口突起

上腕骨頭

関節窩

肩甲骨

上腕骨

肋骨

胸骨

特徴

広義の肩関節は、肩甲上腕関節、肩峰下関節（第2肩関節）、胸鎖関節、肩鎖関節、肩甲胸郭関節が複合的に働くことで、スムーズな肩の動きを実現する。その中心を担うのが、狭義の肩関節（肩甲上腕関節）。

胸鎖関節の触診手順

1 鎖骨の位置を確認する

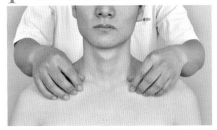

患者を座位にして、背後より左右の鎖骨に触れて位置を確認する。

2 鎖骨をたどって胸鎖関節に触れる

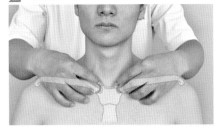

鎖骨を内方（胸骨側）へたどって、鎖骨内側端と胸骨端の連結である胸鎖関節に触れる。胸鎖関節は、肩鎖関節とともに体幹と上肢をつなぐ関節。

肩鎖関節の触診手順

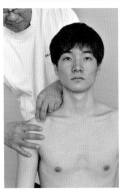

1 鎖骨と肩峰の位置を確認する

肩峰の位置を確認すると同時に、鎖骨を外側（鎖骨縁位端の方向）に向かってたどっていく。

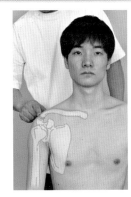

2 鎖骨の肩峰端と肩峰の連結部分に触れる

人差し指で触れている部分が鎖骨の肩峰端と肩峰の連結部分である肩鎖関節。鎖骨の肩峰端は、肩峰より高く突出していることが多い。

Different angle

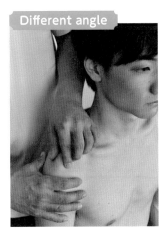

Different angle

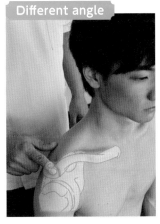

肩鎖関節を別アングルで見たところ。肩甲骨を下制させると触れやすくなるが、肩鎖関節の可動域は小さい。

肩関節の触診手順

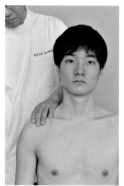

1 上腕骨頭を前後から挟み込む

上腕骨頭を、前（烏口突起と小結節の間隙）と後（肩峰端の直下）から挟み込んで触れる。

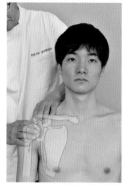

2 肩関節の動きを確認する

鎖骨と肩甲骨を前後で支えながら、上腕骨頭を動かし、屈曲・伸展、外転・内転、外旋・内旋などの動きを確認する。

Athletics Column

肩関節の可動域（1）

　狭義の肩関節（肩甲上腕関節）は、球関節で結合がゆるいのが特徴である。そのため、屈曲・伸展、外転・内転、外旋・内旋と、多方向に広い可動域を持っている（多軸性関節）。反面、脱臼しやすいという短所もある。

背臥位

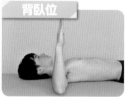

（1）基本ポジション　肘を90°に曲げる。

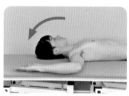

（2）外旋　上腕を回転軸にして肩を外方向へ回す。

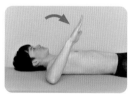

（3）内旋　上腕を回転軸にして肩を内方向へ回す。

座位（側面）

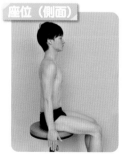

（1）基本ポジション　腕を垂直方向に真っすぐ下ろす。

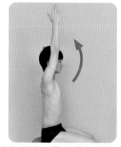

（2）屈曲　腕を垂直方向へ真っすぐ上げる。

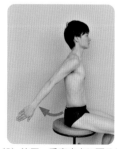

（3）伸展　垂直方向に下ろした腕を真っすぐ後方へ上げる。

Athletics Column

肩関節の可動域（2）

座位〔前からの内外旋〕

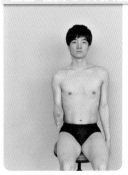 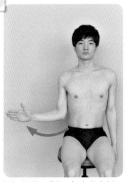 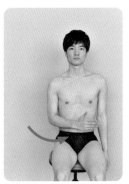

（1）基本ポジション　肘を90°に曲げる。

（2）外旋　肘の角度を90°に保ったまま、腕を外方向へ回す。

（3）内旋　肘の角度を90°に保ったまま腕を内方向へ回す。

座位〔水平内外転〕

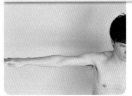 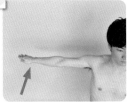 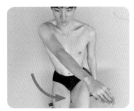

（1）基本ポジション　腕を体の真横へ水平に真っすぐ上げる。

（2）水平外転　水平面で、腕を後方へ回す。

（3）水平内転　水平面で、腕を前方へ回す。

座位〔背面〕

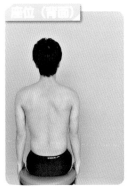 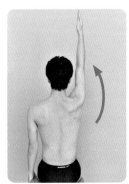

（1）基本ポジション　座位の基本ポジションを背面から見たところ。

（2）外転　座位による外転を背面から見たところ。

肩甲帯の靱帯

Sholder ligament（ショルダー・リガメント）

肩甲帯を構成する関節の多くは結合が緩く、それらの動きを制限したり補強したりするために、さまざまな靱帯が発達している。

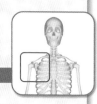

関係する骨

鎖骨、肩甲骨、上腕骨、胸骨

近接する主な筋肉

【筋肉】僧帽筋上部線維、僧帽筋中部線維、僧帽筋下部線維、三角筋、肩甲挙筋、小菱形筋、大菱形筋、前鋸筋

右前面

円錐靱帯
烏口鎖骨靱帯のうち、内側部にある靱帯。烏口突起の基部から、扇形に広がって鎖骨後面の円錐靱帯結節へ至る。肩甲骨が後方へ過度に動くのを制限する。

菱形靱帯
烏口鎖骨靱帯のうち、前外側部にある靱帯。烏口突起の上内側縁から、鎖骨下面の菱形靱帯へ至る。肩鎖関節の脱臼を防止し、肩甲骨の過度な動きを制限する。

烏口鎖骨靱帯

肩鎖靱帯
鎖骨の肩峰端から肩峰の隣接部にかけて張り、肩鎖関節包上面を補強する。

烏口肩峰靱帯
烏口突起後面から肩峰の先端にかけて張る靱帯。三角形の靱帯で、上腕骨の過度な屈曲を防ぐ。

烏口上腕靱帯
烏口突起先端から上腕骨の大結節にかけて張る靱帯。

鎖骨間靱帯
両側の鎖骨を結ぶ靱帯。両鎖骨の胸骨端で結合し、鎖骨の肩峰端が押し下げられる際に胸骨端が挙上する動きを制限する。

前胸鎖靱帯
胸鎖靱帯は、鎖骨の胸骨端から胸骨の鎖骨切痕にかけての関節包を補強する。前面と後面にあり、前胸鎖靱帯は後胸鎖靱帯よりも強い。

肋鎖靱帯
鎖骨下面の肋鎖靱帯圧痕と第1肋軟骨内側端の上面との間に張る強い靱帯。内側部は関節包に接し、関節包の外側下部の補強と、鎖骨の挙上抑制の役割を果たしている。

特徴

烏口鎖骨靱帯は、構造的に安定性が低く脱臼を起こしやすい肩鎖関節を補強する強靱な靱帯である。

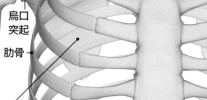

鎖骨

胸骨柄

烏口突起

上腕骨

肋骨

肩甲骨

胸骨

鎖骨間靱帯の触診手順

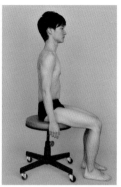

1
座位でリラックスした姿勢に

患者は座位になり、検者は背後から前面を覗き込むように触診する。

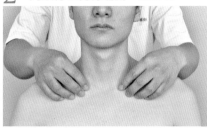

2　両鎖骨を胸骨端側へたどる

鎖骨間靱帯は両鎖骨間の真ん中に位置するので、はじめに鎖骨の位置を確認し、左右の手で両側から胸骨の方向へたどっていく。

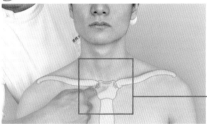

3　両鎖骨間を背側尾側に押す

両鎖骨間を背側尾側に向かって押し、弾性のある靱帯に触れる。

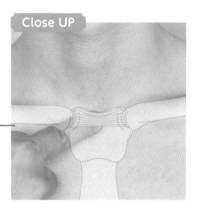

Close UP

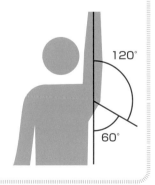

COLUMN

肩甲上腕リズム

　上肢を挙上する動作を行なうのは、肩甲上腕関節の外転と肩甲胸郭関節の上方回旋である。これら2つの関節の動きは共同的で、しかも、前者の動きが2度行なわれる間に、後者の動きは1度という風に、その運動学的なリズムは常に2対1の割合で一定している。

　例えば、最大挙上に相当する180°の外転運動は、肩甲上腕関節の外転120°と肩甲胸郭関節の上方回旋60°の合計。これを肩甲上腕リズム（Scapulo - humeral rhythm）と呼んでいる。

120°

60°

前胸鎖靱帯 の 触診手順

1 鎖骨を胸骨端側へたどる

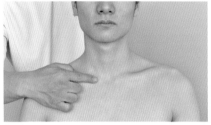

前胸鎖靱帯は、鎖骨の胸骨端の上腹側部から斜めに下内側に走り、胸骨柄の前部までのところにある。

2 胸鎖関節の位置を確認する

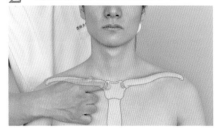

胸鎖関節の位置を確認し、前部を覆っている前胸鎖靱帯に触れる。

烏口鎖骨靱帯 の 触診手順

1 烏口突起と鎖骨を確認する

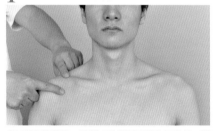

烏口鎖骨靱帯は、腹側では鎖骨下筋と三角筋、背側では僧帽筋と接している。

2 小胸筋奥の靱帯に触れる

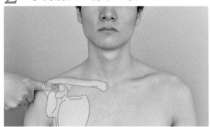

烏口突起の内側背側を指で触れ、その指を鎖骨に向かって動かしていくと、上腕二頭筋短頭、烏口腕筋、小胸筋の奥に靱帯を確認することができる。

烏口肩峰靱帯 の 触診手順

1 烏口突起と肩峰前縁の間を探る

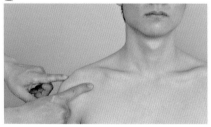

烏口突起と肩峰前縁の間をたどると、くぼみに触れる。

2 くぼみの深部に指を押し込む

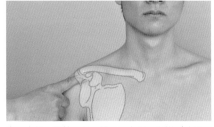

烏口突起と肩峰の間に張る三角形の靱帯が確認できる。上方は鎖骨と三角筋の下面、下方は関節包を挟んで棘上筋腱と接している。

肩鎖靱帯 の触診手順

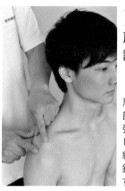

1

肩峰と鎖骨を確認する

肩鎖靱帯は、肩鎖関節の関節包上面を補強しているので、はじめに肩鎖関節の連結部分である肩峰と鎖骨の肩峰端を探す。

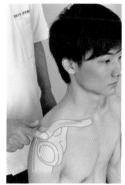

2

肩鎖関節を横断するようにたどる

肩鎖関節を、後ろから前に向かって横断するように触れると、前後の境目が確認できる。

COLUMN

肩関節の安定化機構

　肩関節は大きな動きを可能にする反面、不安定な連結のため脱臼しやすく、一度脱臼すると繰り返しやすいというデメリットもある。そこで、肩関節は、「静的安定化機構」と「動的安定化機構」という2つの機構によって安定化を図るしくみを持っている。

静的安定化機構

　静的安定化機構としては、関節包（靱帯）、関節唇、関節窩の傾斜、関節腔の内圧を上げることができる。例えば、上関節上腕靱帯は骨頭の下方変位を、中関節上腕靱帯は骨頭の前方変位を、下関節上腕靱帯複合体は外転・外旋・屈曲・内旋などをそれぞれ制動する。また、関節窩の周囲を輪状に取り巻く線維軟骨性の関節唇は、関節窩のくぼみ部分を深くすることで安定に寄与。肩甲骨の関節窩の傾斜は、靱帯と共同して骨頭の下方変位を制動している。このように、それ自体で自律的に動くことなく骨頭を一定の方向に制動する役割を担うのが、静的安定化機構である。

動的安定化機構

　動的安定化機構は、回旋筋腱板の筋群、その他の筋など、肩甲上腕関節に作用する筋群の収縮のこと。三角筋、上腕二頭筋（長頭）、回旋筋腱板を構成する棘上筋、棘下筋、肩甲下筋、小円筋などが収縮することにより、関節窩に対して骨頭を一定の方向に制動する役割を果たしている。とくに三角筋は強大な筋であり、各方向の動きを安定させるのに貢献する。

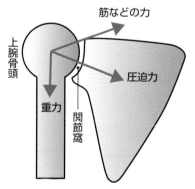

上腕骨
じょうわんこつ

骨

Humerus bone（ヒューメラス・ボーン）

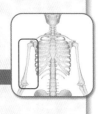

左右の上腕に1つずつ存在して上腕構造を支持し、近位端に上腕骨頭という半球状の構造を持ち、遠位端には上腕骨滑車と上腕骨小頭を持つ。

関係する骨

肩甲骨、尺骨、橈骨

主な筋の起始・停止

【起始】円回内筋（上腕頭）、上腕筋、上腕三頭筋（外側頭）、上腕三頭筋（内側頭）、浅指屈筋、尺側手根屈筋、尺側手根伸筋、総指伸筋、小指伸筋、肘筋、長橈側手根伸筋、短橈側手根伸筋、腕橈骨筋、回外筋、橈側手根屈筋、長掌筋

【停止】烏口腕筋、棘下筋、棘上筋、肩甲下筋、小円筋、広背筋、三角筋、大円筋、大胸筋

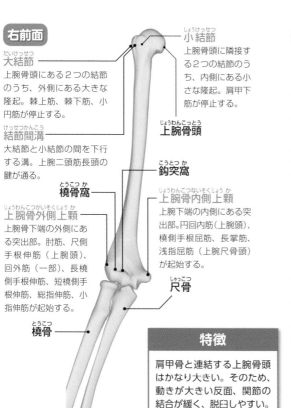

右前面

大結節
だいけっせつ
上腕骨頭にある2つの結節のうち、外側にある大きな隆起。棘上筋、棘下筋、小円筋が停止する。

結節間溝
けっせつかんこう
大結節と小結節の間を下行する溝。上腕二頭筋長頭の腱が通る。

橈骨窩
とうこつか

上腕骨外側上顆
じょうわんこつがいそくじょうか
上腕骨下端の外側にある突出部。肘筋、尺側手根伸筋（上腕頭）、回外筋（一部）、長橈側手根伸筋、短橈側手根伸筋、総指伸筋、小指伸筋が起始する。

橈骨
とうこつ

小結節
しょうけっせつ
上腕骨頭に隣接する2つの結節のうち、内側にある小さな隆起。肩甲下筋が停止する。

上腕骨頭
じょうわんこっとう

鈎突窩
こうとつか

上腕骨内側上顆
じょうわんこつないそくじょうか
上腕下端の内側にある突出部。円回内筋（上腕頭）、橈側手根屈筋、長掌筋、浅指屈筋（上腕尺骨頭）が起始する。

尺骨
しゃっこつ

特徴

肩甲骨と連結する上腕骨頭はかなり大きい。そのため、動きが大きい反面、関節の結合が緩く、脱臼しやすい。

右背面

橈骨神経溝
とうこつしんけいこう
上腕骨体の後面で、上内側から下外側に向かい斜めに走る浅い溝。橈骨神経が通る。

肘頭窩
ちゅうとうか
上腕骨の下端部後面にある楕円形のくぼみ。肘を伸ばしたときに尺骨の肘頭がはまり込む。

肘頭
ちゅうとう
滑車切痕後方の丸みを帯びた突出部。尺側手根屈筋が起始し、上腕三頭筋、肘筋が停止する。

尺骨神経溝
しゃくこつしんけいこう
内側上顆の後面で、縦に走る溝。尺骨神経が通る。

尺骨
しゃっこつ

橈骨
とうこつ

大結節 の 触診手順

1
上腕骨頭の隆起した部分を探る

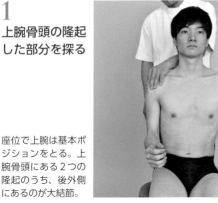

座位で上腕は基本ポジションをとる。上腕骨頭にある2つの隆起のうち、後外側にあるのが大結節。

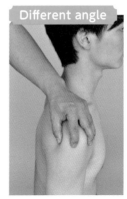

Different angle

大結節の触診を、横からのアングルで見たところ。人差し指で触れている部分が大結節。

2
肩関節を内旋させる

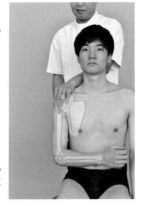

肩関節を内旋させると、大結節が前方に位置する。

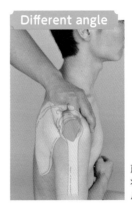

Different angle

肩関節を内旋させた状態で、横のアングルから見たところ。

小結節 の 触診手順

1
上腕骨頭の上端内側に触れる

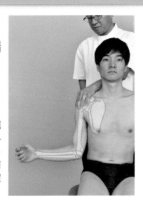

写真は肘を90°に屈曲させ、肩関節を外旋させた状態。こうすると、小結節が前方に位置するのを確認できる。

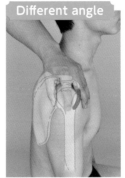

Different angle

小結節の触診を横のアングルから見たところ。

49

結節間溝の触診手順

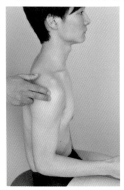

1
大結節と小結節の間のくぼみに触れる

大結節と小結節の隆起の間にあるくぼみが結節間溝。検者は、背後に立ち側面から触診する。

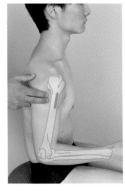

2
くぼみを上から下へたどって溝を確認する

結節間溝を上から下へたどると、上腕二頭筋の長頭腱が通っているのを確認できる。

上腕骨外側上顆の触診手順

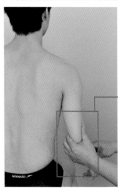

1
座位でリラックスした姿勢に

患者は座位になり、検者は背後から触診する。肘が見やすいよう、検者も座るかしゃがんで触診するとよい。

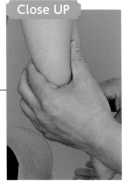

Close UP

2
上腕骨を上から下へたどる

上腕骨外側上顆は、上腕骨の下端外側に位置しているので、はじめに上腕骨を上から下端方向へたどっていく。

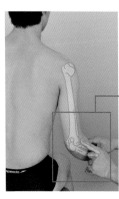

3
上腕骨下端外側の突出部分を確認する

前後に平たく、外側に突出した骨の一部（上顆）が上腕骨外側上顆。肘関節を他動的に屈伸しても、触れた部分が動かないのが目安。

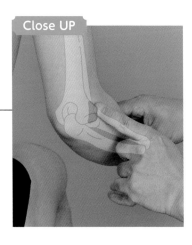

Close UP

上腕骨内側上顆の触診手順

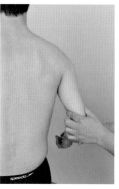

1
上腕骨を上から下へたどる

上腕骨の下端内側で突出した骨の一部分に指先が触れるよう、上から下へたどっていく。

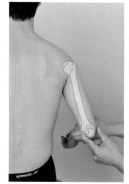

2
上腕骨下端内側の突出部分を確認する

人差し指で触れている部分が上腕骨内側上顆。前後に平たく広い形状をしており、外側上顆よりも大きい。

肘頭の触診手順

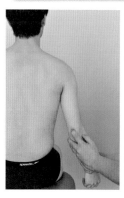

1
肘関節背側の尺骨をたどる

肘関節は屈曲位にする。この状態で、背面より尺骨を肘関節方向にたどっていく。

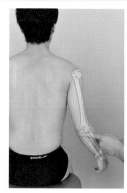

2
尺骨の一番突出した部分を確認する

尺骨の背側で一番突出した部分が肘頭。肘の屈伸を行なうと、肘頭の移動が確認できるためわかりやすい。

COLUMN

ヒューター線／ヒューター三角

外側上顆と内側上顆を結ぶ線をヒューター線（上顆線）という。外側上顆、内側上顆、肘頭で形成される二等辺三角形をヒューター三角という。いずれも、肘関節の傷害を評価する際に重要な触診項目となる。

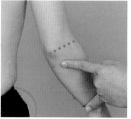
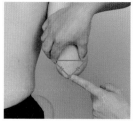

ヒューター線が直線でないときや、ヒューター三角の二等辺三角形がいびつなときには、脱臼や骨折の疑いがある。

肘頭窩 の 触診手順

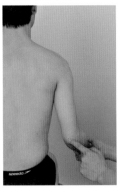

1
肘頭を確認する

肘頭の触診手順1、2の要領で、肘頭の位置を確認する。

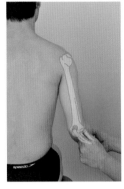

2
肘関節をゆっくりと屈曲させる

肘関節伸展位で肘頭に指を当て、そのまま肘頭をゆっくりと屈曲させると上腕骨後方にある肘頭近くに三角のくぼみ（肘頭窩）を確認することができる。

 ## 尺骨神経溝 の 触診手順

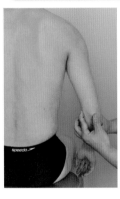

1
上腕骨の肘頭と内側上顆を確認する

上腕骨下端にそれぞれ突出した肘頭と内側上顆に触れて位置を確認する。

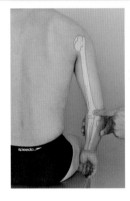

2
内側上顆と肘頭の間のくぼみに触れる

内側上顆後方と肘頭内側縁との間にあるくぼみが尺骨神経溝。尺骨神経が通っている。

 ## 橈骨神経溝 の 触診手順

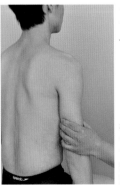

1
上腕をつかむ

橈骨神経溝は上腕骨の後面にらせん状で通る溝で、橈骨神経はこの溝に沿って走っている。

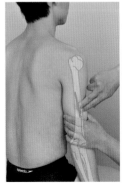

2
上腕骨後面の溝に触れる

上腕骨の後面に、上内側から下外側に向かって巻き付くように走る浅い溝があるのを確認できる。

前腕の可動域

　前腕の動きは、上腕骨を基本軸に、手指を伸展した手掌面（母指が上になるようにする）を移動軸としてとらえることができる。肩関節の代償動作が起こらないように、上肢を体側に固定する。

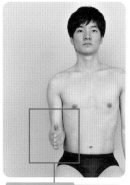

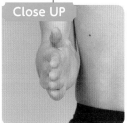

（1）基本ポジション　掌が体側と平行の位置を0°とする。

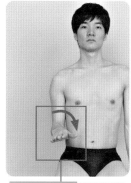

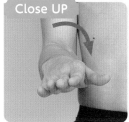

（2）回内　参考可動域は90°。

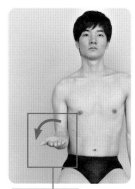

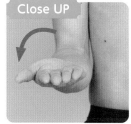

（3）回外　参考可動域は90°。

COLUMN

尺骨神経麻痺（わし手）、橈骨神経麻痺（下垂手）

　尺骨神経や橈骨神経が傷害を負うと、指先が麻痺する。例えば、小指と環指外側へ感覚枝を出し、小指球筋、骨間筋、虫様筋の一部、母指球筋に運動枝を出している尺骨神経が麻痺すると手内筋が萎縮して、環指・小指の付け根の関節（MP関節・中手指骨関節）が過伸展し、第1・2関節が屈曲した形になる。尺骨神経麻痺を別名「わし手」というのは、その見た目からである。

　手関節の伸展と中手指節関節の伸展、母指の外転などに関与する橈骨神経が上腕の中央部で傷害を負い麻痺した場合は、手首の背屈と手指の付け根の関節（MP関節・中手指骨関節）の伸展が不能になる。そのため、橈骨神経麻痺を、手首と指が下がった状態という意味で「下垂手」と呼ぶ。

肘関節

ひじかんせつ

関節

Elbow joint （エルボー・ジョイント）

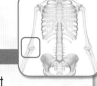

広義の肘関節は、腕尺関節、腕橈関節、上橈尺関節から成る複関節。肘の屈伸運動のほか、前腕の回内・回外運動にも関与する。

関係する骨

鎖骨、上腕骨、肩甲骨

近接する主な筋肉・靭帯

【筋肉】上腕二頭筋、上腕筋、上腕三頭筋、肘筋、手根屈筋群、長掌筋、方形回内筋、手根伸筋群、総指伸筋、小指伸筋
【靭帯】尺側側副靭帯、橈側側副靭帯、輪状靭帯、内側側副靭帯、外側側副靭帯

右前面

上腕骨

上腕骨滑車
じょうわんこつかっしゃ

外側上顆

内側上顆

上腕骨小頭
じょうわんこつしょうとう

腕橈関節
わんとうかんせつ
上腕外側で上腕骨小頭と橈骨頭の関節窩が連結してつくられる関節。可動域は屈曲、伸展と前腕回内、回外。

橈骨粗面
とうこつ そ めん

腕尺関節
わんしゃくかんせつ
上腕骨内側で上腕骨滑車と尺骨肘頭の滑車切痕が連結してつくられる関節。肘関節の動きの中心的な役割を担う。可動域は屈曲、伸展。

橈骨

尺骨

橈骨茎状突起

尺骨頭

上橈尺関節（近位橈尺関節）
じょうとうしゃくかんせつ
橈骨頭の関節環状面と尺骨の橈骨切痕が接する近位端の関節。可動域は前腕回内、回外。

下橈尺関節（遠位橈尺関節）
か とうしゃくかんせつ
尺骨頭と橈骨下端の尺骨切痕が接する遠位端の関節。

尺骨茎状突起
けいじょうとっき

特徴

肘関節の関節包は1つで、腕尺関節、腕橈関節、上橈尺関節から成る複関節が、すべてその関節包に覆われている。連結強度は高い。

腕尺関節の触診手順

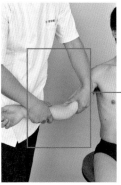

1
座位でリラックスした姿勢に

患者は座位になり、検者は側面に立つ。上腕の背面から覗き込むように触診する。

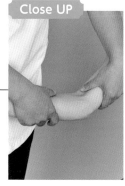

Close UP

2
上腕骨を固定して尺骨を確認

右腕の上腕骨を左手で固定し、その人差し指で尺骨の肘頭に触れ、位置を確認する。

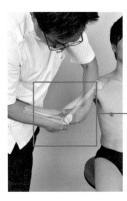

3
腕尺関節を前後に動かす

上腕骨を固定して尺骨を動かす。

Close UP

COLUMN

テニス肘・野球肘

　特定のスポーツを習慣的に行なうことで引き起こされる関節の障害がある。典型的なのはテニス肘と野球肘だ。

　テニス肘は、ラケットスポーツ全般に見られる肘関節の疼痛疾患の総称。上腕骨内側上顆周辺から手屈筋に至る疼痛は内側型テニス肘（フォアハンド型テニス肘）と呼ばれ、上腕骨外側上顆周辺から手伸筋に至る疼痛は外側型テニス肘（バックハンド型テニス肘）と呼ばれている。

　野球肘は、とくに投球動作を行なったときに発生する肘関節の障害や外傷のこと。肘に外反ストレスが加わると、その力を制御しようとする内側側副靱帯が損傷してしまう。いずれの障害も、局所の安静を保ち、フォームの見直しをすることで改善される可能性がある。

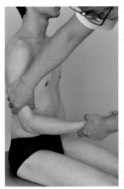

1
右手で上腕骨を固定する

右手で上腕骨を固定しつつ、左手で肘関節が90°に屈曲した状態をつくる。

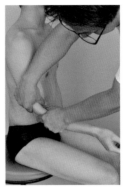

2
肘関節を動かす

橈骨頭を前後から挟むようにして持ち、屈曲・伸展、回内・回外などの動きを確認する。

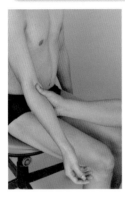

1
回外位で橈骨頭に触れる

尺骨は固定。回外位で、関節窩の位置に当たるくぼみを肘後面で確認しながら、橈骨頭に触れる。

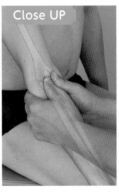

Close UP

2
回内時に回旋する橈骨を確認する

回内時の橈骨は回旋し、上橈尺関節面における橈骨頭関節環状面が尺骨の中に入り込むのを確認できる。

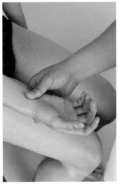

1
前腕を回外・回内させる

前腕を回外・回内させると橈骨が回旋し、下橈尺関節面において橈骨が尺骨を乗り越えるのを確認できる。

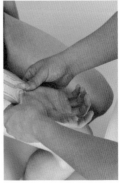

2
前腕回外位の状態で触診

前腕を回外させると橈骨が外側に位置する。このとき、手根の手背面で尺骨頭と橈骨下端との間に浅い溝が確認できる。

肘の可動域

　肘関節は、上腕骨と、前腕の橈骨・尺骨という3つの骨で構成された関節によって屈曲・伸展を行なう。螺旋関節に分類され、屈曲の可動域が大きく、伸展が小さいのが特徴。前腕の関節運動には、回旋（回内・回外）もあり、それぞれ90°が参考可動域となっている。

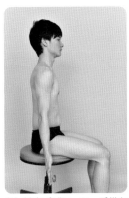
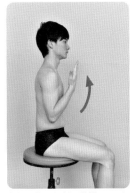
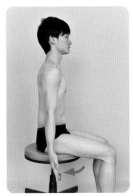

（1）基本ポジション　手掌を前面に向けた状態。

（2）屈曲　参考可動域は145°。

（3）伸展　参考可動域は5°。

COLUMN

生理的外反

　腕尺関節、腕橈関節、上橈尺関節の3つで構成される肘関節は螺旋関節。この螺旋関節を伸展したとき、上腕骨と前腕骨の角度は0°（完全な直線）ではなく、わずかに外反角を形成するのが特徴である。この外反角のことを「肘外偏角（Carrying angle）」といい、正常な肘外偏角を「生理的外反」という。重い物を手に提げたときに外反肘がとくに強くなることから、運搬角とも呼ばれている。一般に生理的外反は、男性が約5°、女性が10〜15°とされている。

外反肘

　生理的外反より大きな角度で外反している場合は「外反肘」と呼ばれ、異常と見なされる。主な原因は、外側上顆骨折による二次的な骨端線の傷害。このようなケースでの外反肘は、手の尺骨神経支配領域に出現する遅発性神経麻痺の原因にもなり得る。

内反肘

　関節を最大伸展させても内側へ"く"の字に曲がっている肘を「内反肘」といい、見た目がライフルの銃身と銃床がつくる形状に似ていることから「銃床変形」とも呼ばれている。原因は、生まれつきのものと、骨折後の後遺障害がある。

肘関節の靱帯

靱帯

Elbow ligament（エルボー・リガメント）

肘関節の靱帯は、橈骨と尺骨をつなぎ留める橈骨輪状靱帯と、関節の側方への動きを制限する内側／外側側副靱帯とから成っている。

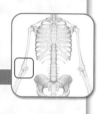

関係する骨

上腕骨、尺骨、橈骨

近接する主な筋肉

【筋肉】上腕二頭筋、上腕筋、上腕三頭筋、肘筋、手根屈筋群、長掌筋、方形回内筋、手根伸筋群、総指伸筋、小指伸筋

右前面

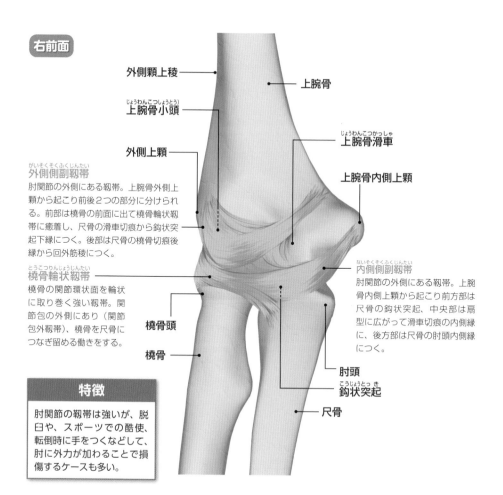

外側側副靱帯
肘関節の外側にある靱帯。上腕骨外側上顆から起こり前後2つの部分に分けられる。前部は橈骨の前面に出て橈骨輪状靱帯に癒着し、尺骨の滑車切痕から鈎状突起下縁につく。後部は尺骨の橈骨切痕後縁から回外筋稜につく。

橈骨輪状靱帯
橈骨の関節環状面を輪状に取り巻く強い靱帯。関節包の外側にあり（関節包外靱帯）、橈骨を尺骨につなぎ留める働きをする。

内側側副靱帯
肘関節の外側にある靱帯。上腕骨内側上顆から起こり前方部は尺骨の鈎状突起、中央部は扇型に広がって滑車切痕の内側縁に、後方部は尺骨の肘頭内側縁につく。

図中のラベル：
外側顆上稜 — 上腕骨
上腕骨小頭 — 上腕骨滑車
外側上顆 — 上腕骨内側上顆
橈骨頭
橈骨 — 肘頭 / 鈎状突起 / 尺骨

特徴

肘関節の靱帯は強いが、脱臼や、スポーツでの酷使、転倒時に手をつくなどして、肘に外力が加わることで損傷するケースも多い。

橈骨輪状靭帯 の 触診手順

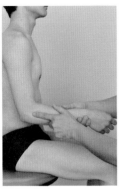

1
肘を90°に曲げた状態で橈骨頭を確認

肘を90°の屈曲位に保持して、橈骨頭を取り巻いている橈骨輪状靭帯に触れる。

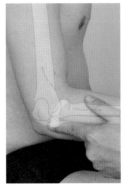

2
靭帯の走行を触診する

橈骨輪状靭帯は起始と停止が尺骨にあり、橈骨頭の周りを水平に走行している。

外側側副靭帯 の 触診手順

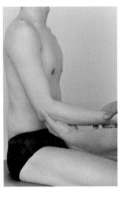

1
肘関節を屈曲させた状態で位置を確認

肘関節を90°屈曲位に保持し、上腕骨外側上顆と腕橈関節の位置を確認する。

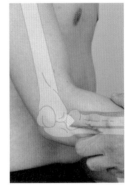

2
靭帯を線維の走行に沿って触れる

上腕骨外側上顆と腕橈関節の間を走行する靭帯に触れる。外側上顆から前部は上腕骨橈骨輪状靭帯の外側面、後部は橈骨輪状靭帯を越えて尺骨外側縁につく。

内側側副靭帯 の 触診手順

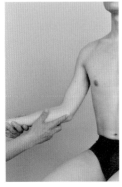

1
肘に外反ストレスをかけて後部線維に触れる

肘に軽度屈曲位で外反ストレスをかけることで、靭帯線維の弾力性が高まる。この状態で後部線維に触れる。

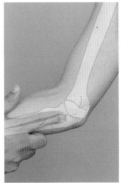

2
肘に外反ストレスをかけて前部線維に触れる

1と同様の方法で靭帯線維の弾力性を高め、前部線維に触れる。

手根骨・指骨

（しゅこんこつ・しこつ）

骨

Carpal bone / Finger bone（カーパル・ボーン／フィンガー・ボーン）

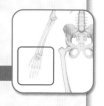

手根骨は、近位で橈骨と連結し手根を形成する8つの骨。中手骨や手指を形成する指骨など、数多くの骨が集まり複雑な動きを可能にする。

関係する骨

中手骨、橈骨、尺骨、指骨、手根骨

主な筋の停止

【停止】橈側手根屈筋、尺側手根屈筋、長掌筋、長橈側手根伸筋、短橈側手根伸筋、尺側手根伸筋、浅指屈筋、深指屈筋、長母指屈筋、総指伸筋、小指伸筋、腕橈骨筋、長母指伸筋、長母指外転筋、示指伸筋、短母指外転筋、母指対立筋、小指対立筋、母指内転筋、掌側骨間筋、背側骨間筋、虫様筋

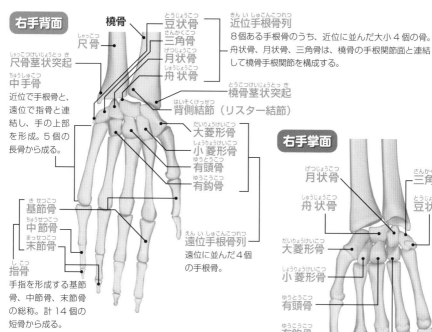

右手背面

橈骨
尺骨
尺骨茎状突起

中手骨
近位で手根骨と、遠位で指骨と連結し、手の上部を形成する。5個の長骨から成る。

基節骨
中節骨
末節骨

指骨
手指を形成する基節骨、中節骨、末節骨の総称。計14個の短骨から成る。

豆状骨
三角骨
月状骨
舟状骨

近位手根骨列
8個ある手根骨のうち、近位に並んだ大小4個の骨。舟状骨、月状骨、三角骨は、橈骨の手根関節面と連結して橈骨手根関節を構成する。

橈骨茎状突起
背側結節（リスター結節）
大菱形骨
小菱形骨
有頭骨
有鈎骨

遠位手根骨列
遠位に並んだ4個の手根骨。

右手掌面

月状骨
舟状骨
三角骨
豆状骨
大菱形骨
小菱形骨
有頭骨
有鈎骨

特徴

手根骨の掌面には屈筋支帯が付着。トンネル状の手根管を形成して正中神経や、手関節・手指の腱が通る。手指を構成する指骨は遠位から末節骨・中節骨・基節骨と続くが、第1指（母指）だけは中節骨が存在しない。

舟状骨の触診手順

1 舟状骨結節に触れる

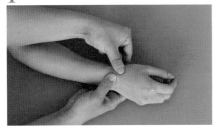

手関節尺屈位の状態で、舟状骨の外側前面から舟状骨結節に触れる。舟状骨結節には屈筋支帯がついている。

2 舟状骨背側面に触れる

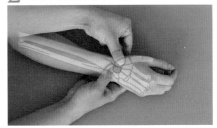

手関節尺屈位の状態で、橈骨遠位から舟状骨背側面に触れる。触診の手は、橈骨を挟むような形で行なう。

月状骨の触診手順

1 手関節を掌屈させる

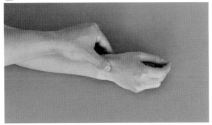

手関節を掌屈することにより、橈骨背面の遠位端から月状骨が突出する。触診の手は、橈骨を挟むような形で行なう。

2 手関節の突出部分に触れる

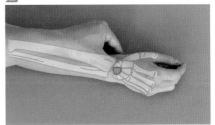

月状骨は、舟状骨の外側、三角骨の内側に位置し、橈骨の背側結節、有頭骨、第3中手骨と直線上に並んでいる。

三角骨の触診手順

1 手関節を橈屈させる

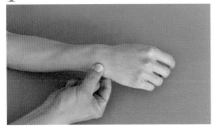

手関節を中間位から橈屈することにより、尺骨茎状突起遠位で三角骨が突出する。

2 突出した三角骨に触れる

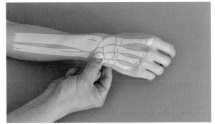

三角骨は、外側では月状骨、掌側では豆状骨、遠位では有鈎骨と関節を形成する。

豆状骨の触診手順

1 手関節を掌屈位に保持する

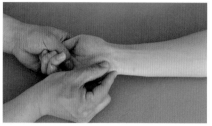

豆状骨の背側に位置する三角骨をはじめに確認し、手関節を掌屈位の状態で側方から触れる。

2 側方から豆状骨に触れる

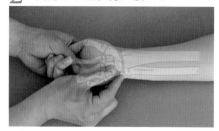

豆状骨は、三角骨の手掌側に位置し、三角骨と関節を形成する。

大菱形骨の触診手順

1 舟状骨を確認する

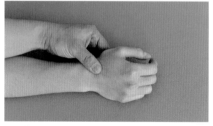

手関節を尺屈し、舟状骨を確認してから、その遠位に位置する大菱形骨に触れる。手掌面の内側部で触れる突出は、大菱形骨結節。

2 遠位の大菱形骨に触れる

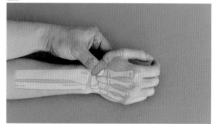

大菱形骨は、舟状骨、第1中手骨、小菱形骨、第2中手骨と関節を形成する。

COLUMN

手の把持動作

　手の把持動作は「つかみ」と「つまみ」を基本としている。

「つかみ」は、第2～5指と母指が対立の形をとることで可能にする動き。「つかみ」が持続的に行なわれると、「握り」と呼ばれる動作になる。

「つまみ」は、手掌が関与しない指の動作を指すことが多く、母指と第2～5指で物をつまむ「指尖つまみ」のほか、母指とほかの指の腹で物をつまむ「指腹つまみ」、伸展した母指と示指とで物の側面をつまむ「横つまみ」などがある。

　手は、このような動作に適応するため、掌側が凹状、背側が凸状を形成し、手根骨・中手骨・指骨の連結は縦方向のアーチ、母指とほかの4指との対立は斜め方向のアーチを形成するなど、合理的な構造をしている。

小菱形骨の触診手順

1 第2中手骨との境界を確認する

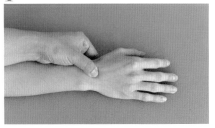

第2中手骨を遠位から近位に向かってたどると、小菱形骨との境界が確認できる。触診は、指で患者の手を上下から挟むようにして行なう。

2 小菱形骨を触知する

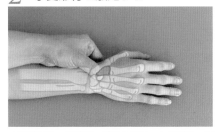

小菱形骨は、舟状骨、第2中手骨、大菱形骨、有頭骨と関節を形成する。

有頭骨の触診手順

1 第3中手骨との境界を確認する

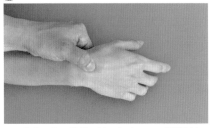

手関節掌屈位の状態で第3中手骨から背側結節に向かってたどると、第3中手骨底の近位にくぼみとして触れるのが有頭骨。

2 有頭骨を触知する

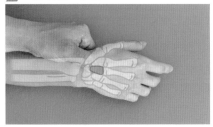

有頭骨は、舟状骨、月状骨、第2・3・4中手骨、小菱形骨、有鈎骨と関節を形成する。

有鈎骨の触診手順

1 第4・5中手骨との境界を確認する

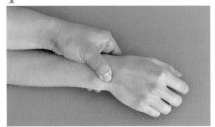

第4・5中手骨の骨底近位に有鈎骨を触れることができる。

2 有鈎骨を触知する

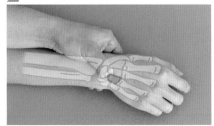

有鈎骨は、月状骨、第4・5中手骨、三角骨、有頭骨と関節を形成する。

橈骨茎状突起 の 触診手順

1 橈骨を下端部へたどる

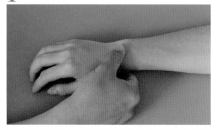

橈骨茎状突起は、橈骨の下端部から下方部に伸びる突起。手関節を尺屈位にすると突起の先端に触れやすくなる。

2 橈骨茎状突起に触れる

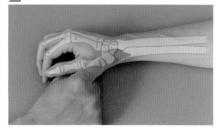

写真で人差し指が示している場所が橈骨茎状突起。手関節を橈屈させても移動しないので、その方法で確認することもできる。

背側結節（リスター結節） の 触診手順

1 橈骨を手背側に向かってたどる

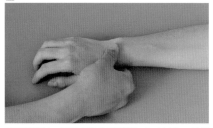

背側結節は、橈骨の遠位端背側にある結節。尺側には長母指伸筋腱溝が位置している。

2 背側結節に触れる

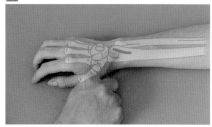

橈骨茎状突起から、橈骨背側約3分の1のところに背側結節に触れることができる。

橈骨頭 の 触診手順

1 上腕骨外側上顆の遠位をたどる

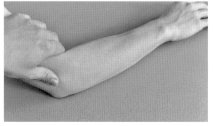

肘を屈曲させた状態で上腕骨外側上顆を確認したら、遠位をたどって円柱状の橈骨頭に触れる。

2 前腕を回内外させる

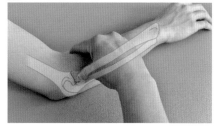

前腕を回内外させると、橈骨頭が回旋する動きを感じ取ることができる。

尺骨の触診手順

1 外転位に上肢を保持する

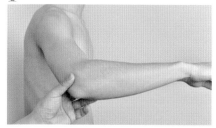

患者の上肢を外転位にして保持し、近位外側の丸みを帯びた突起として触れる尺骨の肘頭窩を確認する。

2 上腕骨、橈骨との境界を確認

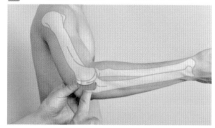

肘頭窩を把持したまま、もう片方の手の指先で、尺骨の外側縁を遠位にたどる。

尺骨茎状突起の触診手順

1 手関節を橈屈位にする

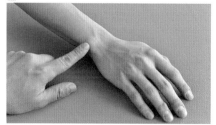

手関節を橈屈位にすると、尺骨先端部と三角骨との関節に触れるので、その近位で突出した細い隆起の尺骨茎状突起を確認する。

2 回内外させて位置を確認

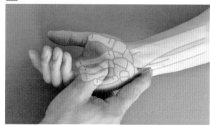

回外位では尺骨背側で触れることができ、回内位では尺骨外側で触れることができる。

中手骨の触診手順

1 中手骨底を骨頭方向にたどる

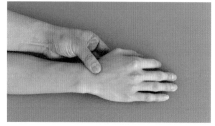

中手骨は5本の指それぞれに存在する。写真では示指と母指で、第2中手骨（人差し指）の骨底を触診している。

2 中手骨頭を触診する

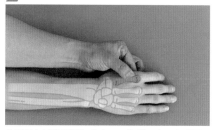

中手骨を基節骨側に向かってたどると、中手骨の遠位端（骨頭）に触れる。拳をつくったときの突出部が中手骨の骨頭。

基節骨 の 触診手順

1 基節骨底を触診する

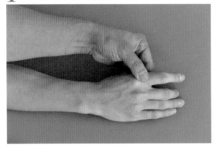

指骨の根元部分が基節骨の骨底に当たり、5本の指すべてに存在する。写真では第2基節骨（人差し指）を触診している。

2 骨底から骨頭へ向かってたどる

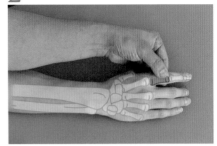

骨底から骨頭へ向かってたどり、中節骨近位の骨頭部分を触診する。

中節骨 の 触診手順

1 中節骨底を触診する

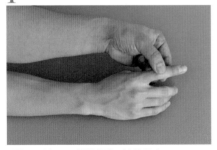

基節骨に対する近位端部分が中節骨底。

2 中節骨頭を触診する

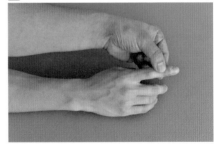

末節骨に対する近位端部分が中節骨頭。

3 上下に挟んでの触診

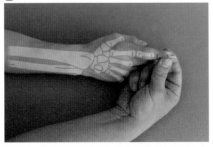

写真は、中節骨頭を上下に挟んで触診しているところ。

Different angle

横から見たところ。骨底から骨頭に向かって細くなっていくのがわかる。

手の可動域 (1)

　手関節のうち、ここでは狭義の手関節である橈骨手根関節と、母指手根中手関節の可動域を紹介する。手は、すべての関節が連動することで物をつかむなどの複雑な動きを可能にしている。

橈骨手根関節

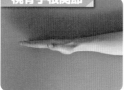

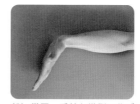

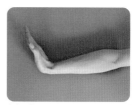

（1）基本ポジション　橈骨と第２中手骨が直線上に並ぶ。

（2）掌屈　手首を掌側に曲げる。

（3）背屈　手首を背側に曲げる。

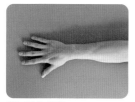

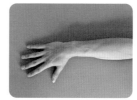

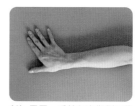

（4）基本ポジション

（5）橈屈　手首を母指側に曲げる。

（6）尺屈　手首を小指側に曲げる。

母指手根中手関節

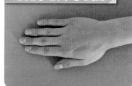

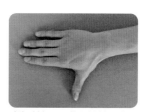

（1）基本ポジション　外内転と屈曲伸展の中間位。

（2）外転　母指を橈側に外転させる（橈側外転）。

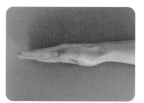

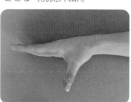

（3）基本ポジション

（4）伸展　母指を手掌から離す（掌側外転）。

手関節

関節

Joint of hand（ジョイント・オブ・ハンド）

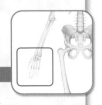

手首の関節で、狭義には橈骨手根関節と同義。広義には、橈骨手根関節、
手根中央関節なども含んでいう。

関係する骨

橈骨、手根骨（舟状骨、
月状骨、三角骨）

近接する主な筋肉

【筋肉】橈側手根屈筋、尺側手根屈筋、長掌筋、長橈側手根伸
筋、短橈側手根伸筋、尺側手根伸筋、浅指屈筋、深指屈筋、深
母指屈筋、総指伸筋、小指伸筋、腕橈骨筋、長母指伸筋、長母
指外転筋、示指伸筋、短母指外転筋

 右手背面

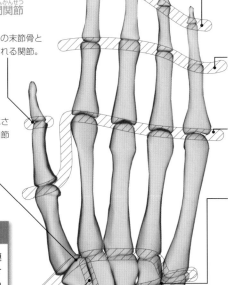

母指の指節間関節
（IP 関節）
母指（第1指）の末節骨と
基節骨で構成される関節。

手根中手関節
（CM関節）
遠位手根骨と中手骨底で構成さ
れる関節。母指の手根中手関節
は大きな可動域を持つ。

遠位指節間関節
（DIP 関節）
人差し指〜小指（第2〜5
指）の末節骨と中節骨で構
成される関節。第1関節と
もいう。

近位指節間関節
（PIP 関節）
人差し指〜小指の中節骨と
基節骨で構成される関節。
第2関節ともいう。

中手指節関節
（MP 関節）
基節骨と中手骨をつなぐ関
節で指の付け根。

手根中央関節
豆状骨を除く近位列の手根
骨と遠位列の手根骨が連結
してできる複関節。手首の
動きにも関与する。

橈骨手根関節
橈骨の手根関節面と近位列
の手根骨（豆状骨を除く）
で構成される関節。連結部
分には関節円板（関節腔内
の尺骨側にある線維軟骨）
が挟まれている。

特徴

手根骨が小さな骨の連
結で構成されるため、そ
れが一枚の骨板から成る
場合より、手の動きの柔
軟性は一層高いものとな
る。隣り合う手根骨同士
も靭帯でつながり、わず
かに動くが、これを手根
間関節と呼ぶこともある。

手根間関節

橈骨 ——

尺骨

橈骨手根関節の触診手順

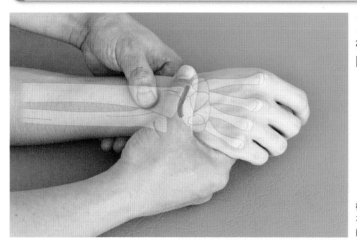

1
橈骨と手根骨の
関節を確認

橈骨を左母指で、手根骨
を右母指で触れる。写真
は基本ポジション。

2 橈屈する

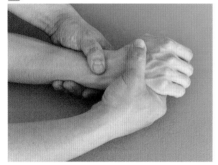

手根骨を橈屈し、関節の動きを確認する。

3 尺屈する

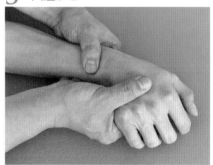

手関節を尺屈し、関節の動きを確認する。

4 背屈する

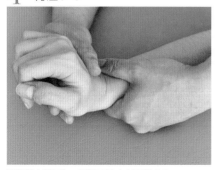

手関節を背屈し、関節の動きを確認する。

5 掌屈する

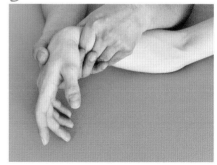

手関節を掌屈し、関節の動きを確認する。

69

手根中手関節 の触診手順

1 手根中手関節を背屈させる

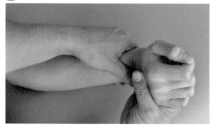

第2～5中手骨底を、右手で背側に動かしながら、伸展運動を確認する。

2 手根中手関節を掌屈させる

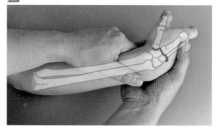

第2～5中手骨底を、右手で掌側に動かしながら、屈曲運動を確認する。

中手指節関節 の触診手順

1 背屈して伸展運動を確認

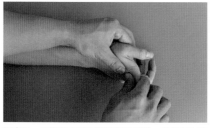

写真は、示指の中手指節関節の触診。中手骨を左手で固定し、基節骨底を背側に動かしながら伸展運動を確認する。

2 掌屈して屈曲運動を確認

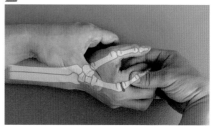

1と同様に中手骨を左手で固定し、基節骨底を掌側に動かしながら屈曲運動を確認する。

近位指節間関節 の触診手順

1 伸展運動を確認する

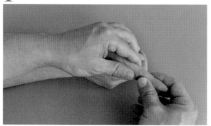

基節骨を左手で固定し、中節骨底を右手で背側に動かしながら伸展運動を確認する。

2 屈曲運動を確認する

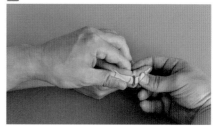

1と同様に基節骨を左手で固定し、中節骨底を右手で掌側に動かしながら屈曲運動を確認する。

遠位指節間関節（第2～5指）の触診手順

1 伸展運動を確認する

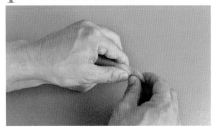

中節骨を左手で固定し、末節骨底を右手で背側に
動かしながら伸展運動を確認する。

2 屈曲運動を確認する

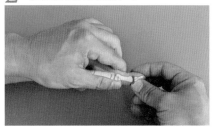

1と同様に中節骨を左手で固定し、末節骨底を右
手で掌側に動かしながら屈曲運動を確認する。

母指の指節間関節（IP関節）の触診手順

1 IP関節の屈曲運動を確認

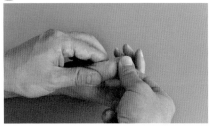

母指も、遠位指節間関節と同様の方法で触診する。
基節骨を左手で固定し、右手で末節骨を掌側に動
かしながら屈曲運動を確認。

2 IP関節の伸展運動を確認

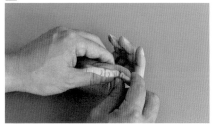

基節骨を左手で固定し、右手で末節骨を背側に動
かしながら伸展運動を確認。

COLUMN

サムとフィンガー

　日本語で「手の指」といえば、「親指、人差し指、中指、薬指、小指」の総称。いずれも、
「指」という字がついていることに変わりはない。実際、ただ「指」といえば、親指を含む5
本すべての指のことを指すと考えられている。

　ところが、英語では、親指のことを「サム（thumb）」という。それ以外の人差し指や中
指のことは「フィンガー（finger）」という。つまり、親指とそれ以外の指を、明確に分け
ているのだ。実際、親指だけが、ほかの4本の指とは向かい合っており、動く方向が異なっ
ている。

　しかし、それゆえに人間は物を器用につかんだり、つまんだりすることができる。「サム」
と「フィンガー」の名称には、そんな人間の手に備わる根本的な意味が込められている。

手関節の靱帯

Ligament of hand （リガメント・オブ・ハンド）

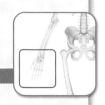

手関節には短骨同士の連結が多く、連結部分を補強する靱帯も、短いものが細かく付着。複数の靱帯が密集した状態になっている。

関係する骨

橈骨、手根骨

近接する主な筋肉

【筋肉】橈側手根屈筋、尺側手根屈筋、長掌筋、長橈側手根伸筋、短橈側手根伸筋、尺側手根伸筋、浅指屈筋、深指屈筋、長母指屈筋、総指伸筋、小指伸筋、腕橈骨筋、長母指伸筋、長母指外転筋、示指伸筋、短母指外転筋

右手背面

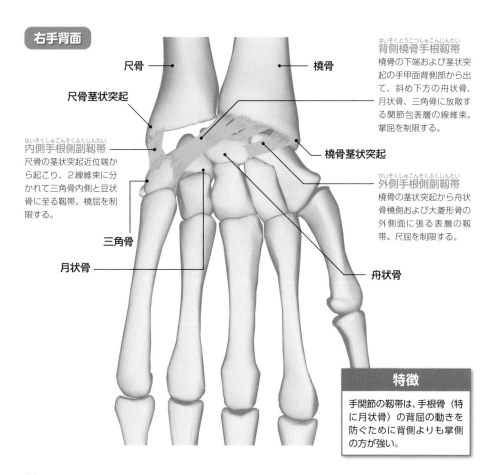

尺骨

橈骨

尺骨茎状突起

背側橈骨手根靱帯
橈骨の下端および茎状突起の手甲面背側部から出て、斜め下方の舟状骨、月状骨、三角骨に放散する関節包表層の線維束。掌屈を制限する。

内側手根側副靱帯
尺骨の茎状突起近位端から起こり、2線維束に分かれて三角骨内側と豆状骨に至る靱帯。橈屈を制限する。

橈骨茎状突起

外側手根側副靱帯
橈骨の茎状突起から舟状骨橈側および大菱形骨の外側面に張る表層の靱帯。尺屈を制限する。

三角骨

月状骨

舟状骨

特徴

手関節の靱帯は、手根骨（特に月状骨）の背屈の動きを防ぐために背側よりも掌側の方が強い。

背側橈骨手根靱帯の触診手順

1 橈骨の位置を母指で確認

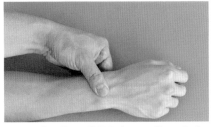

左手の母指で橈骨の位置を確認し、続いて右手の示指で手根骨の舟状骨、月状骨、三角骨を確認する。

2 橈骨と手根骨の間の靱帯を確認

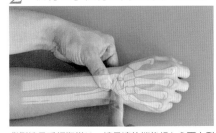

背側橈骨手根靱帯は、橈骨遠位端後縁から下内側に走り、舟状骨、月状骨、三角骨の背側面に付着しているので、その線維に直交させながら触れる。

内側手根側副靱帯の触診手順

1 左手の母指で尺骨を確認

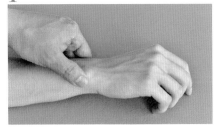

内側手根側副靱帯は、尺骨茎状突起近位端から、2束に分かれて三角骨内側と豆状骨にかけて走行している。

2 橈屈位にして靱帯線維に触れる

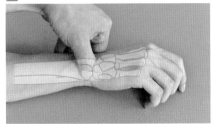

靱帯線維の走行に直交して触診。内側手根側副靱帯は橈屈位を制限しているので、線維に触れやすくするには橈屈位にするとよい。

外側手根側副靱帯の触診手順

1 左手の母指で橈骨を確認

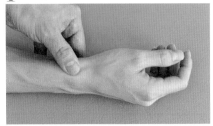

外側手根側副靱帯は、橈骨茎状突起先端から舟状骨橈側にかけて走行している。

2 尺屈位にして靱帯線維に触れる

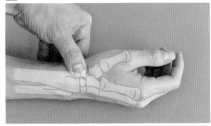

靱帯線維の走行に直交して触診。外側手根側副靱帯は尺屈を制限しているので、線維に触れやすくするには尺屈位にするとよい。

Athletics Column

手の可動域 (2)

中手指節間関節は２軸性の顆状関節、指節間関節は１軸性の蝶番関節。近位の指節間関節は約30°で緊張し、遠位指節間関節は0°で緊張する。

母指中手指節間関節

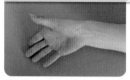 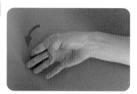 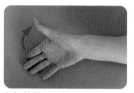

(1) 基本ポジション　外内転と屈曲伸展の中間位。

(2) 屈曲　母指を手のひらに近づける。

(3) 伸展　母指を手のひらから離す。

母指指節間関節

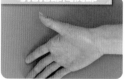 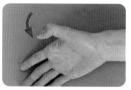 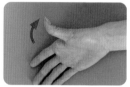

(1) 基本ポジション　屈曲伸展の中間位。

(2) 屈曲　母指の末節骨と基節骨の間の関節を掌側に曲げる。

(3) 伸展　母指の末節骨と基節骨の間の関節を伸ばす。

指節間関節

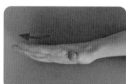

(1) 屈曲　指を曲げる。

(2) 伸展　指を伸ばす。

中手指節間関節

  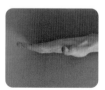 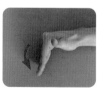

(1) 内転　指を閉じる。

(2) 外転　指を広げる。

(3) 基本ポジション

(4) 屈曲　指を掌側に曲げる。

遠位〜近位指節間関節

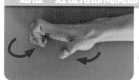

(5) 伸展　第1関節を曲げる。

第2章

骨盤帯・下肢の触診

骨盤

骨

Pelvis（ペルビス）

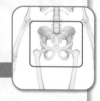

大腿骨と脊柱の間で身体を支える骨の一群。左右1対の寛骨、中央の仙骨と尾骨によって構成される。形態の上では、男女差が大きい。

関係する骨

寛骨（腸骨、恥骨、坐骨）、仙骨、尾骨

主な筋の起始・停止

【起始】縫工筋、大腿筋膜張筋、大腿直筋、大殿筋、中殿筋、小殿筋、ハムストリング（大腿二頭筋、半腱様筋、半膜様筋）、深層外旋6筋（外閉鎖筋、内閉鎖筋、大腿方形筋、梨状筋、上双子筋、下双子筋）、内転筋群（大内転筋、長内転筋、短内転筋、恥骨筋、薄筋）、腹直筋、内腹斜筋、脊柱起立筋、腰方形筋、広背筋

【停止】外腹斜筋

前面

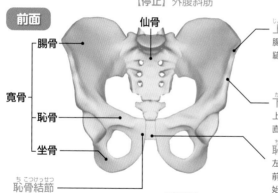

仙骨

腸骨

寛骨

恥骨

坐骨

上前腸骨棘
腸骨稜（腸骨の一部）で前方に突出する部分。縫工筋と大腿筋膜張筋が起始する。

下前腸骨棘
上前腸骨棘の下方に位置する小さな突起。大腿直筋が起始する。

恥骨結合
左右2つの恥骨が軟骨円板で結合して、体幹の前面、正中に位置する恥骨の内側端。薄筋が起始する。

恥骨結節
恥骨櫛（恥骨体の上縁）の内側で隆起した部分。下部で長内転筋・腹直筋が起始。

腸骨稜
腸骨の上縁部分で、骨盤を構成する骨の中では最も上方に位置する。大殿筋の浅部が起始。

背面

上後腸骨棘
腸骨稜の後縁にある2つの突起のうちの上方側。大殿筋の浅部が起始。

下後腸骨棘
腸骨稜の後縁にある2つの突起のうちの下方側。

正中仙骨稜
仙骨後面の正中線で波状の凹凸が連なった部分。隆起部分は、仙椎の棘突起やその間を通る靭帯の骨化から成る。広背筋（椎骨下部）が起始。

坐骨結節
小坐骨切痕より下方後面で楕円形をした突出部。下双子筋・大腿方形筋・大内転筋（ハムストリング部）・半膜様筋・半腱様筋・大腿二頭筋（長頭）が起始。

尾骨
脊柱を構成する骨の最下部。3〜5個の尾椎が癒合してできており、下端部が尖っている。

特徴

坐骨は座位において座面となる部分。恥骨と融合して寛骨を構成している。

上前腸骨棘の触診手順

1 立位でリラックスした姿勢に

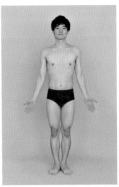

患者は立位になり、検者は前方から触診する。

2 腸骨稜の位置を確認する

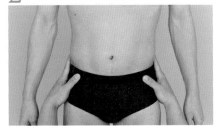

骨盤の左右外側の最も高い縁が腸骨稜。これを左右の示指で触れる。

3 腸骨稜の最前部に触れる

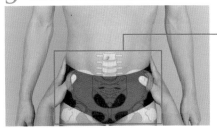

腸骨稜の前縁にある2つの突出のうち、上方にある突起が上前腸骨棘。鈍円の形状で、前方に大きく突き出している。

Close UP

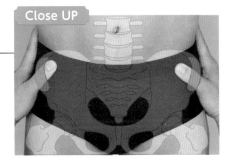

下前腸骨棘（立位）の触診手順

1 上前腸骨棘の直下に指をずらす

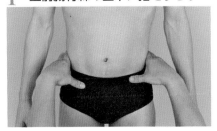

上前腸骨棘の触診と同じ要領で、まず腸骨の確認をしてから、上前腸骨棘を確認し、さらにその指を下内側にずらしていく。

2 下方内側の突起に触れる

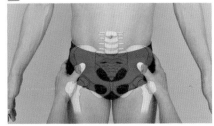

腸骨稜の前縁にある2つの突出のうち、下方内側（上前腸骨棘の下）にあるのが下前腸骨棘。

下前腸骨棘（背臥位）の触診手順

1 背臥位でリラックスした姿勢に

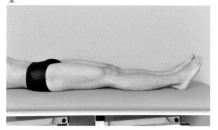

患者を背臥位にしても触診が可能。

2 背臥位で股・膝関節を屈曲させる

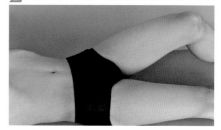

股・膝関節を屈曲させると股関節前面の筋が弛緩
し、下前腸骨棘に触れやすい。

3 上前腸骨棘の下方内側に触れる

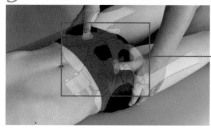

1の状態で、上前腸骨棘の内側の突起に触れる。

Close UP

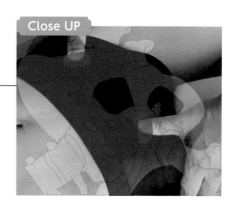

恥骨結節の触診手順

1 大転子の位置を確認する

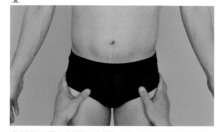

大腿骨で最も外側に突出している大転子の位置を
左右の手で確認する。

2 同じ高さで腹部中央に触れる

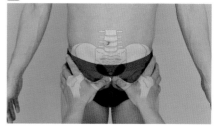

1で確認した大転子と同じ高さ付近で腹部中央に
触れると、恥骨の上縁に当たる。その恥骨体上縁
で、上方に突出する部分が恥骨結節。

恥骨結合の触診手順

1 恥骨結節の位置を確認する

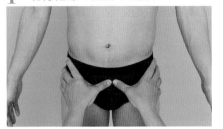

恥骨結節の位置を左右の母指で触れる。

2 恥骨結節から正中に向かう

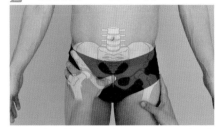

左右の恥骨結節を確認後に、そこから正中へ向かって恥骨結合に触れる。

腸骨稜（立位）の触診手順

1 腸骨の上縁に触れる

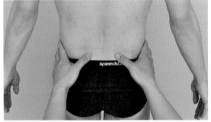

骨盤で最も高い位置に張り出した部分が腸骨稜。この部分を越えて付着する筋はなく、触れやすい。

2 腸骨稜を触知する

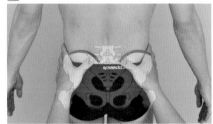

腸骨の上縁は厚く、上方へ向かって長く張り出すように弧を描いている。弧の形状を確認する際は、触診する手の両手首を背屈させるように動かす。

腸骨稜（腹臥位）の触診手順

1 腸骨の上縁に触れる

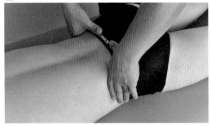

骨盤で最も高い位置に張り出した部分が腸骨稜。患者を腹臥位にしても、立位と同じ要領で触診が可能。

2 腸骨稜を触知する

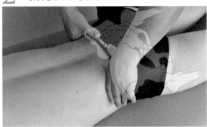

腸骨の上縁は厚く、上方へ向かって長く張り出すように弧を描いている。弧の形状を確認する際は、触診する手の両手首を背屈させるように動かす。

1 腸骨稜の後縁を確認する

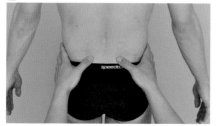

腸骨稜の触診から、母指で後縁をたどっていく。

2 母指で内側上方の突出に触れる

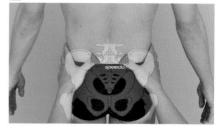

腸骨稜後縁にある2つの突出のうち、上方にあるのが上後腸骨棘。

1 腸骨稜の後縁を確認する

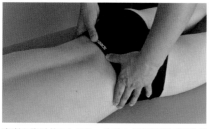

患者を腹臥位にしても、立位と同じ要領で触診が可能。腸骨稜の触診から、母指で後縁をたどっていく。

2 母指で内側上方の突出に触れる

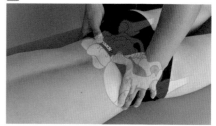

腸骨稜後縁にある2つの突出のうち、上方にあるのが上後腸骨棘。

COLUMN

ジャコビー（ヤコビー）線

　ジャコビー線（Jacoby line）とは、骨盤の左右上端に張り出した腸骨稜（腸骨の上縁）の最高点を結ぶ線のことである。

　この線は、脊椎の上で第4腰椎か第5腰椎またはその間を通過。また、股関節45°屈曲位で、腸骨最前方の隆起となる上前腸骨棘と、座ったときに座面と接する坐骨結節を結んだ線の間に、大腿骨外側上端にある突起の大転子が位置している。

　第4腰椎と第5腰椎の間は腰痛が起きやすい場所であり、また、腰椎麻酔や腰椎穿刺を行なう場合には、この線より下方を穿刺すると脊髄を損傷する心配がない。

　このように、ジャコビー線は骨盤における重要なランドマークの役割を果たしている。

下後腸骨棘（立位）の触診手順

1 腸骨稜の後縁を確認する

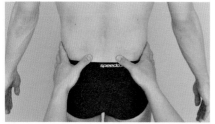

上後腸骨棘の触診と同じ要領で、腸骨稜の後縁の位置を確認する。

2 母指で内側下方の突出に触れる

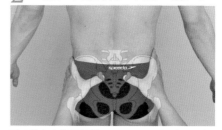

腸骨稜を上後腸骨棘からさらに下内側へたどると、下後腸骨棘に触れる。

下後腸骨棘（腹臥位）の触診手順

1 腹臥位でリラックスした姿勢に

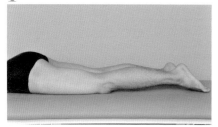

患者を腹臥位にしても触診が可能。

2 腸骨稜の後縁を確認する

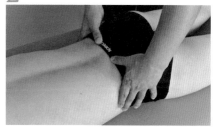

上後腸骨棘の触診と同じ要領で、腸骨稜の後縁の位置を確認する。

3 母指で内側下方の突出に触れる

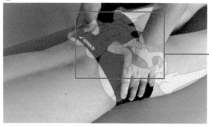

腸骨稜を上後腸骨棘からさらに下内側へたどると、下後腸骨棘に触れる。

Close UP

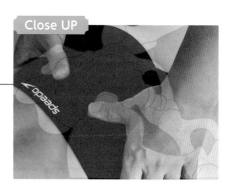

正中仙骨稜（立位）の触診手順

1 仙骨後面正中を広範囲に触れる

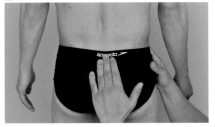

仙骨後面の正中部分に手のひらを当て、広範囲に触れると、結節状の膨らみが3〜4個確認できる。

2 それぞれの膨らみを指でたどる

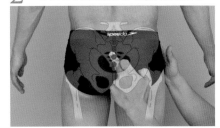

手のひらで仙骨正中部分の膨らみを確認したら、実際の位置を指でたどりながら確認する。

正中仙骨稜（腹臥位）の触診手順

1 仙骨後面正中を広範囲に触れる

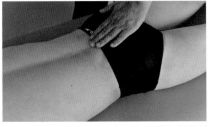

患者を腹臥位にしても、立位と同じ要領で触診が可能。仙骨後面の正中部分に手のひらを当て、広範囲に触れながら結節状の膨らみを確認する。

2 それぞれの膨らみに指を触れる

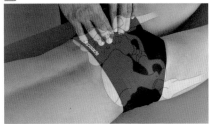

縦に並んだ仙骨稜を第2〜5指で触れている。

尾骨の触診手順

1 正中仙骨稜を下へたどる

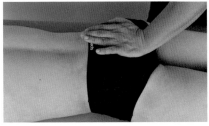

患者は腹臥位になる。はじめに正中仙骨稜の位置を確認し、その手をそのまま下に動かしてたどる。

2 尾骨の先端に指を触れる

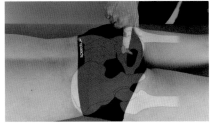

手のひらで尾骨の先端を感じたら、指先で実際の部分を触れる。

坐骨結節（立位）の触診手順

1 殿部下方を持ち上げる

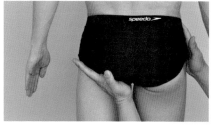

立位による坐骨結節の触診。手のひらを使い、殿部下方から上方に向かって持ち上げるように圧迫する。

2 寛骨の下端に触れる

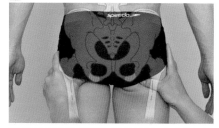

手のひらで寛骨の下端（坐骨結節）を感じたら、母指で実際の触診部分を確認する。

坐骨結節（腹臥位）の触診手順

1 腹臥位の体勢で殿部を上方へ圧迫

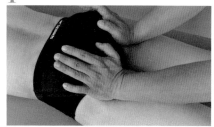

腹臥位で行なうと、体勢が安定し上方への圧迫も行ないやすい。

2 寛骨の下端に触れる

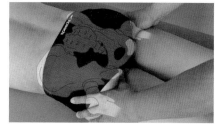

手のひらで寛骨の下端に触れ、母指で実際の触診部分を確認するのは立位と同じ要領。

COLUMN

骨盤の動き

　骨盤は、仙骨（仙椎5個の結合体）と、寛骨（恥骨・坐骨・腸骨の結合体）とで構成されている。仙骨と寛骨をつなぐ関節は仙腸関節と呼ばれ、周囲には強い靱帯が付着している。そのためほとんど関節運動を伴わないが、出産の機能を有する女性の骨盤には、女性ホルモンの影響で関節周囲の靱帯や筋肉が柔らかくなり、関節が動きやすくなるという特徴がある。

　反面、普段から骨盤の関節がずれやすいという特徴もあり、出産後の腰痛もこうした特徴と関係があるといわれている。一方、男性は女性よりもずれにくいといわれているが、絶対にずれないというわけではなく、骨盤のずれは骨盤のゆがみとして整体施術の対象となる。

仙腸関節
せんちょうかんせつ

Sacroiliac joint（サクロイリアク・ジョイント）

仙骨と腸骨をつなぐ関節。前側の前仙腸靱帯、後側の骨間仙腸靱帯・後
仙腸靱帯などにより強固に連結されており、可動域は狭い。

関係する骨

寛骨（腸骨、恥骨、坐骨）、
仙骨、尾骨

近接する主な筋肉・靱帯

【筋肉】腸骨筋、大殿筋、中殿筋、小殿筋、大腿筋膜張筋、梨
状筋、縫工筋、大腿直筋
【靱帯】前仙腸靱帯、後仙腸靱帯

前面

仙腸関節（せんちょうかんせつ）
骨盤の骨である仙骨と腸骨をつなぐ関節
であり、周囲の靱帯が強固に連結してい
る。脊椎の根元に位置し、可動域は3〜5
mmとごくわずかである。

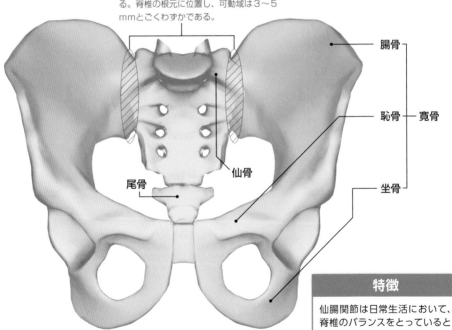

腸骨

恥骨 ─ 寛骨

坐骨

尾骨

仙骨

特徴

仙腸関節は日常生活において、
脊椎のバランスをとっていると
考えられる。一般に出産後の腰
痛は仙腸関節障害が多いとされ、
ぎっくり腰の一部は仙腸関節の
捻挫が原因といわれている。

仙腸関節（立位）の触診手順

1
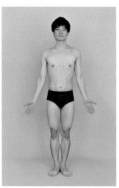

立位でリラックスした姿勢に

患者は立位になり、検者は後方から触診する。

2　上後腸骨棘の位置を確認する
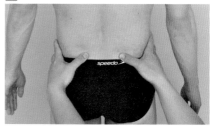

上後腸骨棘に触れたら、その下内側に位置する仙腸関節面を確認する。

3　仙腸関節に触れる
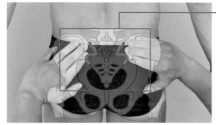

Close UP

仙骨の仙腸関節面は、上後腸骨棘から下後腸骨棘にかけての内側で触れることができる。

仙腸関節（腹臥位）の触診手順

1　上後腸骨棘の位置を確認する
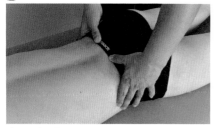

患者を腹臥位にし、立位と同じ要領で、上後腸骨棘の位置を確認する。

2　仙腸関節に触れる
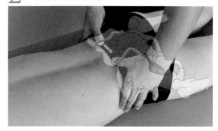

上後腸骨棘から、下方にある下後腸骨棘へ母指をたどるとき、腸骨の内側で触れる部分（母指の先端が触れる部分）が仙腸関節である。

股関節

<ruby>股関節<rt>こかんせつ</rt></ruby>

Hip joint（ヒップ・ジョイント）

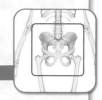

大腿骨上端の骨頭が骨盤の寛骨臼にはまり込むように形作られている関節。正常な股関節は前後・左右・回旋の動きを円滑に行なう。

関係する骨

寛骨（腸骨、恥骨、坐骨）、
仙骨、尾骨、脊柱

近接する主な筋肉・靱帯

【筋肉】 縫工筋、大腿筋膜張筋、大腿直筋、大殿筋、中殿筋、小殿筋、ハムストリング（大腿二頭筋、半腱様筋、半膜様筋）、深層外旋6筋（外閉鎖筋、内閉鎖筋、大腿方形筋、梨状筋、上双子筋、下双子筋）、内転筋群（大内転筋、長内転筋、短内転筋、恥骨筋、薄筋）

【靱帯】 腸脛靱帯

前面

股関節

球形の大腿骨頭とおわん状の寛骨臼から成る球関節（臼状関節）で、歩行上、極めて重要な関節である。骨頭と寛骨臼の間は関節包に覆われ、外側は強靱な靱帯で補強されている。関節包内においても大腿骨頭靱帯が大腿骨と寛骨をつないでおり、主として血管の通り道になっている。

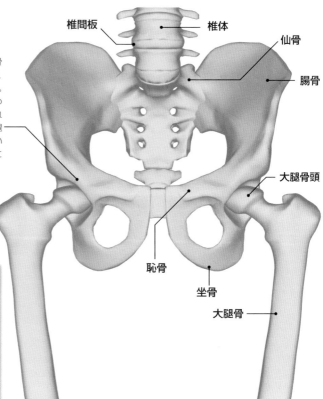

椎間板 — 椎体
仙骨
腸骨
大腿骨頭
恥骨
坐骨
大腿骨

特徴

正常な股関節では、寛骨臼が骨頭の約5分の4を包み込んでいる。妊娠・出産に伴う急激な体重の増加、過度なスポーツ、日常生活における歩き方の癖などは、股関節痛の原因になりやすい。

👍 股関節の触診手順 👍

1 股関節を屈曲外転させる

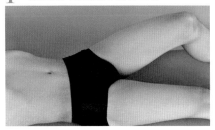

背臥位で股関節と膝関節を屈曲外転させ、股関節に触れやすい体勢をつくる。

2 足の付け根の連結面に触れる

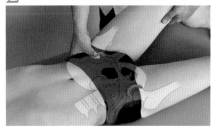

大体骨頭と寛骨臼の連結面を触診。その周りを厚い靭帯が補強しているので触れにくいが、大腿動脈を圧迫し過ぎないように注意すること。

Athletics Column

股関節の可動域（1）

　股関節は大腿骨頭を凸面、寛骨臼を凹面とする球関節の一つだが、連結部分が深く外れにくい構造をしていることから、とくに臼状関節（多軸性）と呼ばれている。脱臼などを起こしにくい反面、可動域は制限されるという特徴がある。

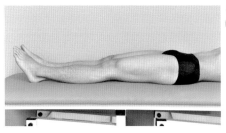

（1）基本ポジション　背臥位、膝伸展位による安静肢位。

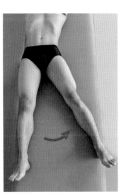

（2）外転
脚を付け根から外側に開く。自動関節可動域は約45°。

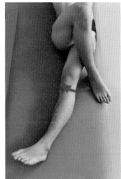

（3）内転
脚を付け根から内側に閉じる。自動関節可動域は約20°。

骨盤帯の靱帯

靱帯

Pelvic girdle ligament（ペルビック・ガードル・リガメント）

骨盤帯の関節可動域は小さいが、体幹や下肢の動きに伴う微妙な動きが不可欠で、これを長短いくつもの靱帯が強固に支えている。

関係する骨

寛骨（腸骨、恥骨、坐骨）、
仙骨、尾骨、仙腸関節

近接する主な筋肉

【筋肉】縫工筋、大腿筋膜張筋、大腿直筋、大殿筋、中殿筋、小殿筋、ハムストリング（大腿二頭筋、半腱様筋、半膜様筋）、深層外旋6筋（外閉鎖筋、内閉鎖筋、大腿方形筋、梨状筋、上双子筋、下双子筋）、内転筋群（大内転筋、長内転筋、短内転筋、恥骨筋、薄筋）

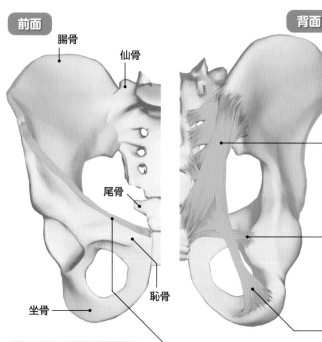

前面

腸骨
仙骨
尾骨
恥骨
坐骨

背面

後仙腸靱帯

仙腸粗面の後部および仙骨稜の外側〜腸骨の仙骨盤面に至る靱帯。深層は骨間仙腸靱帯の続きとも見られるもので、やや斜めに走行している。表層は外側仙骨稜の下部（第3仙椎以下）から垂直に近く外上方に走り、主として上後腸骨棘に至るが、外側の線維は仙結節靱帯とまじり合う。

仙棘靱帯

坐骨棘から起こり、仙結節靱帯と前面で交差して内後方に進み、広がりながら仙骨下部および尾骨の外側縁につく三角形状の薄い靱帯。仙結節靱帯とともに大坐骨孔と小坐骨孔をつくる。

仙結節靱帯

坐骨結節から内上方へ扇形に放散し、下後腸骨棘、仙骨下半部の外側縁、尾骨につく強大な靱帯。深層で仙棘靱帯との間を陰部神経、内陰部動静脈が走る。背面は大殿筋（深部）が起始。

特徴

仙棘靱帯は、仙結節靱帯との区別が難しいが、仙結節靱帯には仙棘靱帯よりも強大で長いという特徴がある。

鼠径靱帯

上前腸骨棘と恥骨結節との間を結ぶ靱帯。主に仙腸関節の前面の結合を補強している。鼠径靱帯の中央下には大腿動脈が通っている。

鼠径靱帯の触診手順

1 背臥位でリラックスした姿勢に

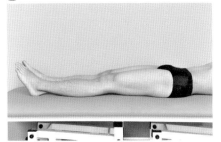

患者は背臥位になる。

2 上前腸骨棘の位置を確認する

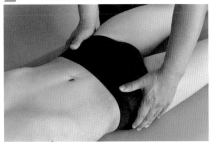

はじめに鼠径靱帯の一端に位置する上前腸骨棘を確認する。

3 恥骨結節の位置を確認する

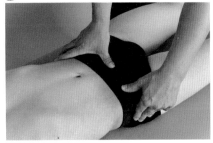

上前腸骨棘の位置に触れたまま、もう一端の恥骨結節に触れる。

4 2つの部分を結ぶ線維に触れる

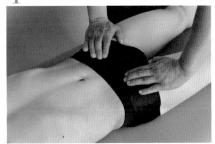

上前腸骨棘から恥骨結節の間で、頭側から尾側に向かって指を引くと線維の走行が確認しやすい。

5 鼠径靱帯を触知する

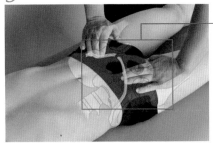

鼠径靱帯は、外腹斜筋の停止腱膜が発達したもので、外腹斜筋の最下端の境界をつくる。

Close UP

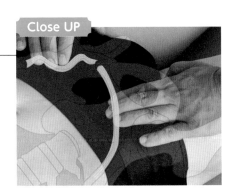

仙結節靱帯 の 触診手順

1 側臥位でリラックスした姿勢に

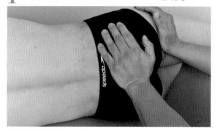

患者は側臥位になる。

2 仙骨と坐骨結節を確認する

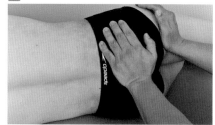

股関節を外転、内旋位にし、左右の手でそれぞれ
坐骨結節と仙骨に触れる。

3 2つの部分を結ぶ線維に触れる

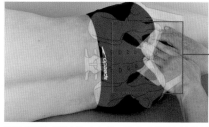

坐骨結節から仙骨に向かう、長くて強靱な線維が
仙結節靱帯。坐骨結節の内側で、線維の走行に直
交させながら触れる。

Close UP

仙棘靱帯 の 触診手順

1 仙骨と尾骨の位置を確認する

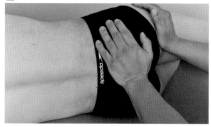

はじめに、仙棘靱帯がつく仙骨と尾骨の外側縁を
確認する。

2 2つの部分を結ぶ線維に触れる

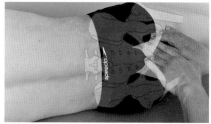

仙骨と坐骨棘に挟まれた靱帯を、尾側から頭側に
向かって線維の走行に直交させながら触れる。

後仙腸靱帯の触診手順

1 上後腸骨棘と外側仙骨稜を確認する

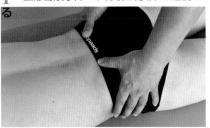

後仙腸靱帯は、仙腸関節の関節包を補強する靱帯の一つ。上後腸骨棘から外側仙骨稜にかけて走行している。

2 線維の走行に直交して触れる

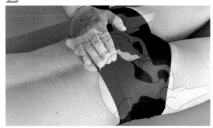

靱帯線維の走行に直交し、仙骨側から腸骨側に向かってたどる。

COLUMN

股関節と骨盤の障害

代表的な股関節障害の変形性股関節症

　下肢の動きにも影響する股関節の異常は、年齢に関係なく発症しやすいので注意を要する。その中でも代表的なのは変形性股関節症である。

　変形性股関節症は、関節軟骨の変性から、同軟骨の摩耗、骨頭や臼蓋の変形へと進行していくのが特徴。正常な形態の股関節に発生するのを一次性の変形性股関節症というが、日本人の多くは、先天性股関節脱臼

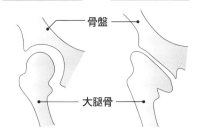

や、臼蓋形成不全などが原因となる二次性のものといわれている。進行すれば、股関節の疼痛や可動域制限なども見られるようになる。

変形性股関節症による歩行異常

　変形性股関節症による歩行異常としては、トレンデレンブルグ徴候と、デュシェンヌ歩行を挙げることができる。正常な歩行時には、支持脚（接地している方の脚）側の中殿筋および小殿筋が骨盤を安定させるように動くが、トレンデレンブルグ徴候のときは、遊離脚（宙に浮いている側の脚）の骨盤の引き下げが生じる。これは、支持脚側の筋力が低下した中殿筋を補う働きが生じるため。デュシェンヌ歩行のときは、股関節外転筋不全によって支持脚側に重心が移動し、患側へ体幹が傾くという症状を呈する。また、健肢に対して患肢の方が短くなるという脚長差が生じる場合があり、それに伴って内反膝（O脚）や外反膝（X脚）などの変形が生じる。左右の膝関節への負担の不均等等がこれらの原因である。

骨

大腿骨
だいたいこつ

Thigh bone（サイ・ボーン）

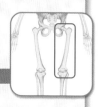

大腿骨は両脚の近位部を構成する長骨で、近位端、大腿骨体、遠位端で構成される。ヒトの骨の中では、長さ、重さともに最大。

関係する骨

腸骨、膝蓋骨、脛骨、腓骨

主な筋の起始・停止

【起始】中間広筋、外側広筋、内側広筋、大腿二頭筋、腓腹筋、足底筋、膝窩筋

【停止】腸腰筋、大腿筋膜張筋、大殿筋、中殿筋、小殿筋、深層外旋6筋（外閉鎖筋、内閉鎖筋、大腿方形筋、梨状筋、上双子筋、下双子筋）、大内転筋、長内転筋、短内転筋、恥骨筋、半膜様筋、腓腹筋

左前面

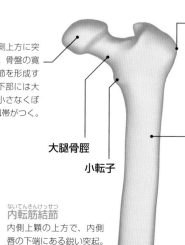

大腿骨頭（だいたいこっとう）
大腿骨の上端で、内側上方に突出した球状の関節面。骨盤の寛骨臼と連結して股関節を形成する。内側中央のやや下部には大腿骨頭窩と呼ばれる小さなくぼみがあり、大腿骨頭靱帯がつく。

大転子（だいてんし）
大腿骨近位端のうち、外側にある突出部分。外側面で、膝関節の伸展を行なう外側広筋の一部が起始し、股関節を動かす中殿筋、小殿筋、梨状筋が停止する。

大腿骨頚

小転子

大腿骨

特徴

大腿骨の前面は滑らかだが、背面は中央部に粗線と呼ばれる縦の隆線が通り、数多くの筋肉が付着する。また、幅の広い下端では内側顆と外側顆の突起に複数の強靱な靱帯が付着して膝関節を補強している。

内転筋結節（ないてんきんけっせつ）
内側上顆の上方で、内側唇の下端にある鋭い突起。大内転筋（ハムストリング部）の腱が停止する。

大腿骨内側上顆（だいたいこつないそくじょうか）
内側顆の内側面上方に突出した小隆起。腓腹筋（内側頭）が起始し、大内転筋（ハムストリング部）が停止する。

大腿骨内側顆（だいたいこつないそくか）
大腿骨の遠位で内側に肥厚した部分。外側顆よりも突出が大きく、脛骨の内側顆と大腿脛骨関節（膝関節）を構成する。前十字靱帯が付着する。

大腿骨外側上顆（だいたいこつがいそくじょうか）
外側顆の外側上方に突出した小隆起。膝窩筋、腓腹筋（外側頭）、足底筋が起始。外側側副靱帯が付着する。

大腿骨外側顆（だいたいこつがいそくか）
大腿骨の遠位で外側に肥厚した部分。脛骨の外側顆と大腿脛骨関節（膝関節）を構成する。後十字靱帯が付着。半膜様筋の一部が停止する。

大腿骨頭 の 触診手順

1　背臥位でリラックスした姿勢に

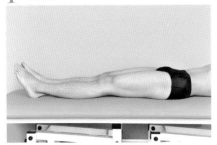

患者は背臥位になる。

2　上前腸骨棘から鼠径靱帯を探す

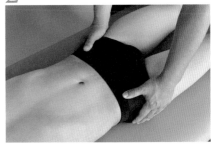

鼠径靱帯を探すために、腸骨稜の最前部にあり比較的触れやすい上前腸骨棘を確認する。

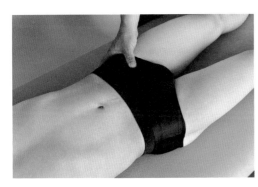

3　大腿骨頭に触れる

鼠径靱帯、長内転筋、縫工筋に囲まれた大腿三角 (スカルパ三角) の奥の大腿骨頭に触れる。股関節を過伸展させると、触知しやすい。

Close UP

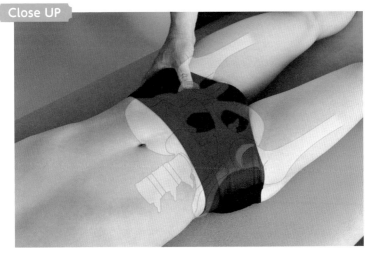

1 大腿骨と骨盤の連結付近を触れる

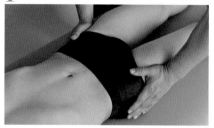

左右の大腿骨と骨盤の連結付近を広い範囲で触れ、突出部を感じ取る。

2 大きく突出した部分を確認する

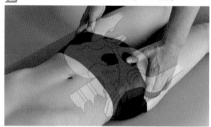

股関節の中間位で、大腿外側部から最も大きく突出している部分が大転子。股関節を屈曲にすると触れやすくなる。

大腿骨内側顆 の 触診手順

1 座位でリラックスした姿勢に

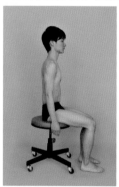

患者はいす座位になる。

2 膝蓋骨の内側を触診

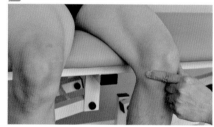

膝を90°屈曲位にし、膝蓋骨のすぐ内側を触れる。人差し指で示した場所が大腿骨内側顆の位置。

3 大腿骨内側顆を触知する

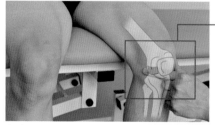

内側顆は外側顆よりも幅が狭く、前方に長いのが特徴。膝蓋骨の上方部分から脛骨大腿関節部に至る鋭い内側縁に沿って触診することができる。

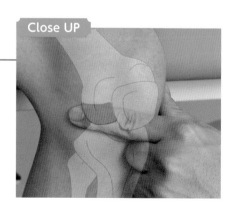

Close UP

股関節の可動域（2）

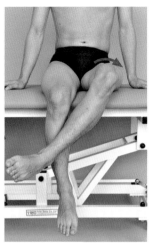
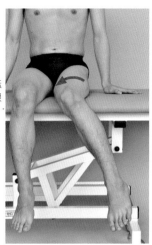

(1)外旋(膝関節屈曲位)
大腿を回転軸にして、脚の付け根を外側へ回旋する。

(2) 内旋　大腿を回転軸にして、脚の付け根を内側へ回旋する。

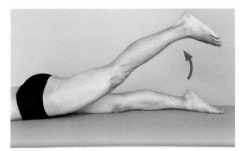

(3) 伸展　足を付け根から後方に振る。自動関節可動域は約15°。

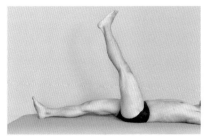

(4) 屈曲（膝伸展位）　背臥位、膝伸展位で脚を付け根から挙上する。

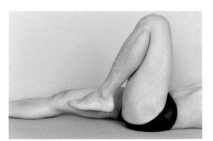

(5) 屈曲　足を付け根から挙上する。自動関節可動域は約135°。

大腿骨内側上顆 の 触診手順

1 内側顆の内側面で突出を確認

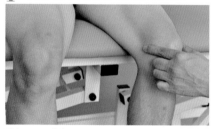

膝を90°屈曲位にし、脛骨との境界を確認する。

2 大腿骨内側上顆を触知する

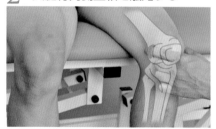

内側顆の内側面でわずかに突出した部分が大腿骨内側上顆。

内転筋結節 の 触診手順

1 大腿骨内側上顆から後方へたどる

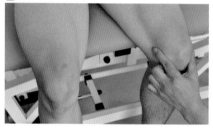

膝を90°屈曲位にし、大腿骨内側上顆から内側面後方へ人差し指をずらし、内側広筋とハムストリングの間の溝に触れる。

2 筋溝遠位部の突出に触れる

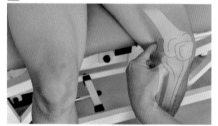

上から下に向かってたどると、筋溝の遠位部に突出した内転筋結節を確認することができる。

大腿骨外側顆 の 触診手順

1 膝蓋骨の外側を触れる

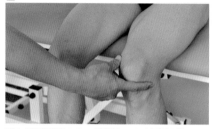

膝を90°屈曲位にし、膝蓋骨のすぐ外側を触れる。

2 大腿骨外側顆を触知する

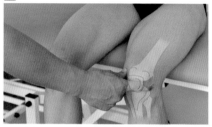

大腿骨外側顆は膝蓋骨に広く覆われているため、触診範囲が狭い。膝関節を90°以上屈曲させると、外側顆の関節面に触れやすくなる。

大腿骨外側上顆の触診手順

1 大腿骨外側顆から後方へたどる

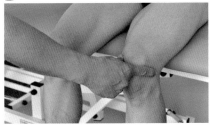

膝を90°屈曲位にし、大腿骨外側顆から触診する指を外側面後方へずらし、上方の突出に触れる。

2 大腿骨外側上顆を触知する

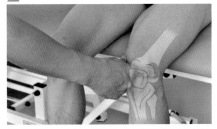

外側上顆は、内側上顆と比べて突出が緩やかで小さいのが特徴。

COLUMN

代表的な骨折箇所と治癒期間

折れた骨が治るまでの目安期間

骨折をして医師の診察を受けると、治癒するまでにどれくらいの期間を要するか判定してもらえる。それは、鎖骨なら4週間、前腕なら5週間、大腿骨なら8週間、というように、骨の部位によってそれぞれ骨がつくまでの期間の目安があるからだ。ただしこれらは最短の目安であり、その間に栄養状態の悪化やほかの病気などがあれば、長引く場合もある。血管や血流の状態、折れた場所が感染症を起こした場合も違ってくるし、当然、年齢によっても変わってくる。一般に、年齢が高ければ高いほど、骨折が治癒するまでの期間は長いといわれている。

上腕骨頸部	7週間
上腕骨本体	6週間
前腕	5週間
指の骨	2週間
鎖骨	4週間
肋骨	3週間
大腿骨頸部	12週間
大腿骨本体	8週間
すねの骨	8週間

骨折から治癒までの流れ

折れた骨の周囲は、血管が傷ついて出血し、骨の細胞も死んでしまう。骨折した直後のこうした状態を炎症期と呼び、折れた部分は腫れや熱、強い痛みを伴う。そして、炎症が治まれば、折れた部分に仮骨と呼ばれる不完全な骨組織ができ始める。この時期が修復期で、不完全な骨組織をレントゲン撮影すると白っぽく映る。その後、仮骨が消え始めると再造形期となり、折れた部分をレントゲンで写すと白い線が見えることが多い（骨折線）。完治に向かって、骨折線は消えていき、骨の中も再生が進んでいく。ただし、まれに骨のつきが悪く、治癒までに時間がかかることもある。このとき骨折部分にはまるで関節があるかのような状態なので、その部分は偽関節と呼ばれている。これを骨癒合不全という。

下腿骨

かたいこつ

Lower leg bone （ロウワー・レッグ・ボーン）

下腿を構成するのは、内側にある長骨の脛骨、外側にある細い長骨の腓骨、膝の前部にある扁平の膝蓋骨。脛骨は大腿骨に次いで長い。

関係する骨

膝蓋骨、脛骨、腓骨

主な筋肉の起始・停止

【起始】ヒラメ筋、前脛骨筋、後脛骨筋、長腓骨筋、短腓骨筋、第3腓骨筋、長趾伸筋、長趾屈筋

【停止】大腿四頭筋、大腿二頭筋、大腿筋膜張筋、半腱様筋、半膜様筋、膝窩筋、薄筋、大腿直筋、中間広筋、外側広筋、内側広筋、縫工筋

左前面

脛骨内側顆
けいこつないそくか

脛骨の上端で内側方に張り出している部分。内側側副靱帯が付着。半膜様筋が停止する。

脛骨粗面
けいこつ そ めん

脛骨前縁の上端で結節状に隆起した部分。粗面の上部のやや平滑なところには大腿四頭筋（中間広筋、内側広筋、外側広筋、大腿直筋）の停止腱である膝蓋靱帯が停止する。粗面の内側には縫工筋、薄筋、半腱様筋が停止。

脛骨外側顆
けいこつがいそくか

上端で外側方に張り出している部分。腸脛靱帯、外側側副靱帯が付着。長趾伸筋の一部が起始。大腿筋膜張筋が停止する。

腓骨頭
ひ こつとう

腓骨の上端で膨らんだ部分。後面からヒラメ筋の一部、長腓骨筋が起始。外側面に大腿二頭筋が停止する。近くを総腓骨神経が走行する。

脛骨頭

脛骨 ─── 腓骨

内果
ないか

脛骨下端の内側方にある大きな突起で、一般に内くるぶしと呼ばれるところ。突出は皮下で触知が容易。三角靱帯が付着する。

特徴

下腿の中心となっている脛骨は大腿骨に次いで長く、断面は三角柱状をしている。下腿の外側にある腓骨は脛骨と平行しているが、脛骨よりも細く、大腿骨とは直接連結していない。

外果
がいか

腓骨下端の外側方にある大きな突起で、一般に外くるぶしと呼ばれるところ。突出は皮下で触知が容易。先端は後下方を向いている。踵腓靱帯、前距腓靱帯、後距腓靱帯が付着する。

脛骨粗面の触診手順

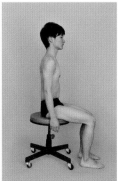

1 座位でリラックスした姿勢に

患者はいす座位になる。

2 膝蓋骨を遠位にたどる

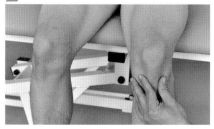

膝蓋骨を母指と示指で両側から挟み、広めの範囲で触れながら遠位にたどっていく。

3 脛骨前縁の隆起に触れる

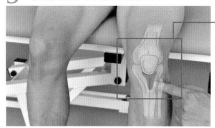

脛骨前縁の上端、やや外側に触れる長方形の隆起が脛骨粗面。膝蓋靱帯を遠位にたどると、靱帯は脛骨粗面に付着する。

Close UP

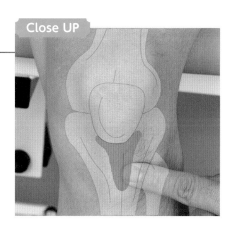

脛骨内側顆の触診手順

1 膝関節内側の裂隙を探す

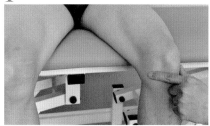

膝関節の脛骨付近内側の裂隙(関節の骨のすき間)を人差し指で確認する。

2 関節裂隙直下内側の突出に触れる

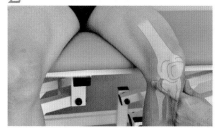

膝関節裂隙のすぐ下にある内側の突出部分が内側顆。内側側副靱帯が付着する。

脛骨外側顆 の触診手順

1 膝関節外側の裂隙を探す

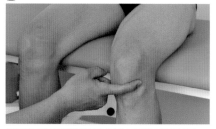

膝関節の脛骨付近外側の裂隙を示指で確認する。

2 関節裂隙直下外側の突出に触れる

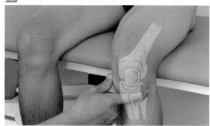

膝関節裂隙のすぐ下にある外側の突出部分が外側顆。腸脛靱帯外側側副靱帯が付着する。

腓骨頭 の触診手順

1 大腿骨外側顆を下後方へたどる

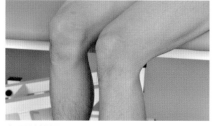

大腿骨外側顆から、示指を下後方へ関節裂隙を越えながらたどる。

2 腓骨頭の位置を確認する

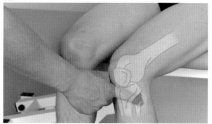

腓骨頭は、脛骨粗面とほぼ同じ高さにある。

内果 の触診手順

1 脛骨遠位端内側の突出に触れる

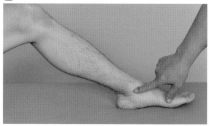

脛骨の下端に突出した部分が内果。外果よりも隆起が広く、やや前方に位置している。

2 内果を触知する

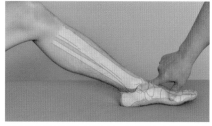

内果の全縁を確認するには、他動的に足関節の底屈、背屈を行ない、内果と距骨との裂隙部分を触れながらたどるとよい。

外果の触診手順

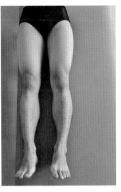

1 背臥位でリラックスした姿勢に

患者は背臥位になる。

2 腓骨遠位端外側の突出に触れる

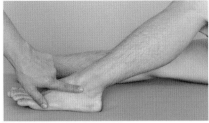

片方の膝を曲げて立たせ、腓骨の下端に突出した部分（外果）を確認する。内果よりも後方で、遠位まで突出しているのが特徴。

3 外果の全縁を確認する

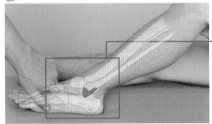

外果の全縁を確認するには、他動的に足関節の底屈、背屈を行ない、外果と距骨との裂隙部分を触れながらたどるとよい。

Close UP

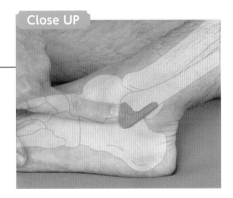

COLUMN

ジャンパー膝

　ジャンパー膝とは、膝の伸展部位の中で、主に膝蓋骨を中心とした疼痛性の疾患のこと。ジャンプやランニングの動きを繰り返し行なうことで膝関節にストレスがかかることによって起こる。

　具体的には、ジャンプやランニングなどのスポーツ動作で、大腿四頭筋が繰り返し収縮する際の伸張ストレスである。内的要因には、大腿四頭筋やハムストリングの短縮、足関節の背屈制限などがある。

　対策としては、炎症症状が強い時期はアイシングをし、安静にすること。炎症が治まったら、温熱療法や超音波療法などを行なう。強い疼痛が治まった後は、大腿四頭筋やハムストリングのストレッチを積極的に行なうのが望ましい。

膝関節
関節

膝関節

Knee joint（ニー・ジョイント）

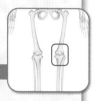

広義の膝関節は、狭義の膝関節である脛骨大腿関節に、膝蓋大腿関節、上脛腓関節も加えた複関節で構成されている。

関係する骨

大腿骨、膝蓋骨、脛骨、腓骨

近接する主な筋肉・靭帯

【筋肉】大腿四頭筋、大腿二頭筋、半腱様筋、半膜様筋、膝窩筋、薄筋、大腿直筋、中間広筋、外側広筋、内側広筋、縫工筋
【靭帯】膝蓋靭帯、膝横靭帯、外側側副靭帯、内側側副靭帯、前十字靭帯、後十字靭帯

左前面

膝蓋大腿関節

大腿骨の膝蓋面（凹面）を、膝蓋骨が大腿四頭筋とともに滑るように動く関節。筋が大腿骨を動かす際に、膝蓋骨はてこのような役割を果たしている。膝蓋骨の関節面は4〜5mmの関節軟骨に覆われている。

大腿脛骨関節

狭義の膝関節は、ここを指す。大腿骨下端と脛骨上端のそれぞれ内側顆、外側顆が連結して関節を構成。屈曲・伸展に伴って大腿骨関節面と脛骨関節面がころがり・すべり運動をする。

大腿骨

膝蓋骨

外側顆

内側顆

上関節面

上脛腓関節

腓骨は大腿骨と連結していないが、上端と下端で脛骨と接している。そのうちの上端部分が上脛腓関節。平面関節（下脛腓関節も同様）で、足部の距腿関節の動きに伴って動く。

脛骨

腓骨

特徴

膝関節が完全伸展位をとるとき、脛骨は大腿骨に対してわずかに外旋。これにより、膝関節は安定性を増す。

大腿脛骨関節の触診手順

1 膝蓋靱帯を探る

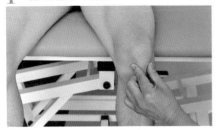

膝関節を屈曲させ、膝蓋靱帯を探る。

2 関節裂隙を前から後ろへたどる

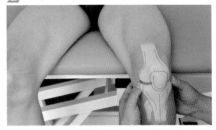

両手の親指で膝蓋靱帯両側のくぼみを挟み込むようにし、関節裂隙を前から後ろへ水平にたどる。

上脛腓関節の触診手順

1 腓骨頭を前後に持つ

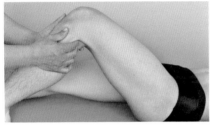

患者は屈膝背臥位になる。脛骨の外側顆と接する腓骨の上端（腓骨頭）を前後に持つ。

2 関節の動きを確認する

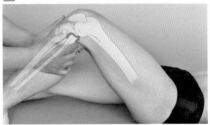

脛骨外側顆と腓骨頭をつなぐ関節面は小さく、可動域は極めて小さい。

COLUMN

膝関節のロッキングメカニズム

　膝関節は適合性が非常に不安定である。そこで、これを適合させ、安定化させるしくみとして膝関節にはロッキングメカニズムがある。

　具体的には、大腿骨と脛骨の内側顆の形状による外側顆方面への誘導と、前十字靱帯および大腿四頭筋による外側方面への牽引という形で行なわれる。屈曲位からの伸展の最終域で、膝の関節面は脛骨が大腿骨に対し約 10°の外旋運動を起こし、これがネジをねじ込むような形になるため立位の安定性を高める役割を果たす。別名「スクリューホームムーブメント」と呼ばれるのも、その動きの特徴からだ。ちなみに、伸展位から屈曲では、2〜20°の範囲で逆の動きが起こる（アンロッキング）。

1 伸展位で膝蓋骨に触れる

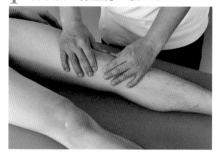

膝蓋骨は屈曲時に大腿骨関節面に固定され、伸展時に移動性が高まる。そのため、膝蓋骨は伸展時に最も触れやすくなる。

2 膝蓋大腿関節を触知する

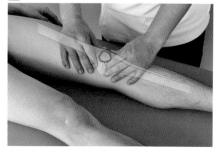

膝蓋骨は、角の丸い三角形の骨で、大腿骨と関節を構成し、膝の前面を保護している。

3 膝蓋骨の動きを確認 (正位→外側)

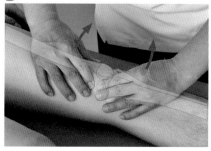

膝蓋骨を外側に動かしたとき、自由に動くか確認する。

4 膝蓋骨の動きを確認 (正位→内側)

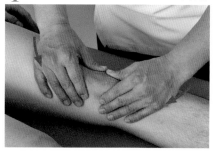

膝蓋骨を内側に動かしたとき、自由に動くか確認する。

5 膝蓋骨の動きを確認 (正位→下方)

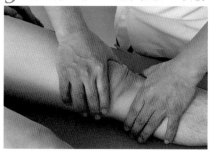

膝蓋骨を下方に動かしたとき、自由に動くか確認する。

6 膝蓋骨の動きを確認 (正位→上方)

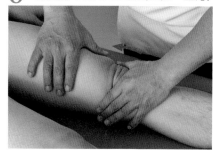

膝蓋骨を上方に動かしたとき、自由に動くか確認する。

7 膝蓋骨の動きを確認（正位→外旋）

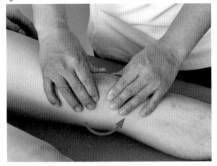

膝蓋骨を外旋させたとき、自由に動くか確認する。

8 膝蓋骨の動きを確認（正位→内旋）

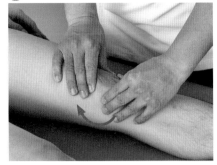

膝蓋骨を内旋させたとき、自由に動くか確認する。

Athletics Column

膝の関節可動域

膝関節は身体の中で最大の関節であり、屈曲可動域が大きい。屈曲時の通常の可動域は130°だが、正座の姿勢をとるときには140～150°。長いテコの支点に位置し、周囲に脂肪や筋肉も少ないため、障害を受けやすい関節であることに十分注意しておく必要がある。

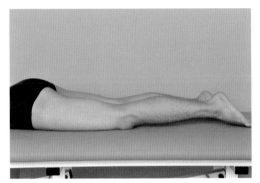

（1）伸展　膝を伸ばす。自動関節可動域は約0°。

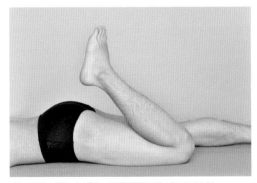

（2）屈曲　膝を曲げる。自動関節可動域は約130°。

膝関節の靱帯

靱帯

Ligament of the knee joint （リガメント・オブ・ザ・ニージョイント）

膝関節を覆う関節包内は、滑液で満たされ、外側を強靱な腱や靱帯が補強している。それによって、不安定な関節面がずれるのを防いでいる。

関係する骨

大腿骨、脛骨、腓骨、膝蓋骨

近接する主な筋肉

【筋肉】 大腿四頭筋、大腿二頭筋、半腱様筋、半膜様筋、膝窩筋、薄筋、大腿直筋、中間広筋、外側広筋、内側広筋、縫工筋

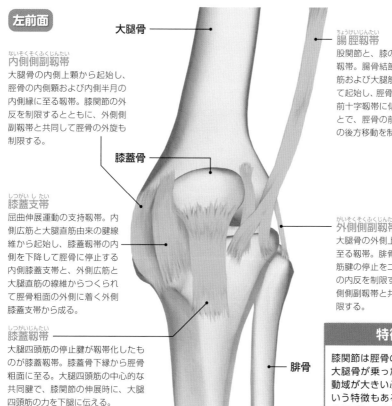

左前面

大腿骨

膝蓋骨

腓骨

脛骨

内側側副靱帯（ないそくそくふくじんたい）
大腿骨の内側上顆から起始し、脛骨の内側顆および内側半月の内縁に至る靱帯。膝関節の外反を制限するとともに、外側側副靱帯と共同して脛骨の外旋も制限する。

膝蓋支帯（しつがいしたい）
屈曲伸展運動の支持靱帯。内側広筋と大腿直筋由来の腱線維から起始し、膝蓋靱帯の内側を下降して脛骨に停止する内側膝蓋支帯と、外側広筋と大腿直筋の線維からつくられて脛骨粗面の外側に着く外側膝蓋支帯から成る。

膝蓋靱帯（しつがいじんたい）
大腿四頭筋の停止腱が靱帯化したものが膝蓋靱帯。膝蓋骨下縁から脛骨粗面に至る。大腿四頭筋の中心的な共同腱で、膝関節の伸展時に、大腿四頭筋の力を下腿に伝える。

腸脛靱帯（ちょうけいじんたい）
股関節と、膝の関節にまたがる靱帯。腸骨結節と、一部は大殿筋および大腿筋膜張筋との停止腱として起始し、脛骨外側結節に着く。前十字靱帯に似た走行をとることで、脛骨の前方移動と大腿骨の後方移動を制限。

外側側副靱帯（がいそくそくふくじんたい）
大腿骨の外側上顆から腓骨頭に至る靱帯。腓骨頭では大腿二頭筋腱の停止を二分する。膝関節の内反を制限するとともに、内側側副靱帯と共同して外旋も制限する。

特徴

膝関節は脛骨の上関節面に大腿骨が乗った状態で、可動域が大きいぶん不安定という特徴もある。これを動き過ぎないよう、補強しているのが複数の靱帯である。

腸脛靭帯 の 触診手順

1 背臥位で大腿下部の外側に触れる

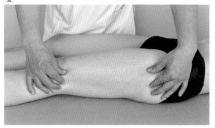

腸脛靭帯は、腸骨結節から脛骨外側結節にかけて走行する長い靭帯。患者を背臥位にして、大腿下部外側で幅広く触れることができる。

2 線維に沿って靭帯をたどる

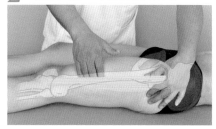

靭帯の線維に沿ってたどると、長く厚い筋膜の帯が確認できる。

内側側副靭帯 の 触診手順

1 背臥位でリラックスした姿勢に

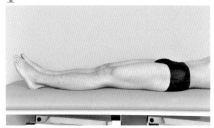

患者は背臥位になる。

2 膝を伸展させて触診

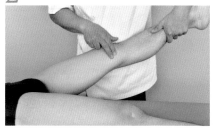

背臥位で膝を伸展させ、大腿骨内側上顆と内側半月の内側を連結する靭帯に触れる。

3 膝を屈曲させて触診

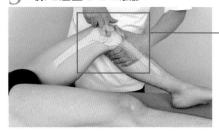

膝屈曲位にすると腸脛靭帯が弛緩し、内側側副靭帯に触れやすくなる。

Close UP

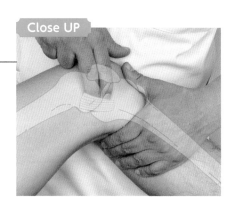

外側側副靭帯 の 触診手順

1 膝を伸展させて触診

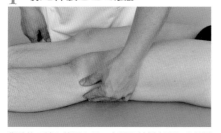

背臥位で膝を伸展させ、大腿骨外側上顆から前斜下方に向かって走行する靭帯に触れる。

2 膝を屈曲させて触診

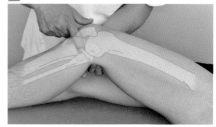

膝を屈曲させることで、大腿骨外側上顆から腓骨頭の間に張る線維が浮き出る。

膝蓋靭帯 の 触診手順

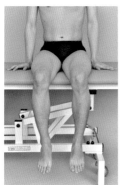

1 座位でリラックスした姿勢に

患者はいす座位になる。

2 膝蓋骨の下縁を触診する

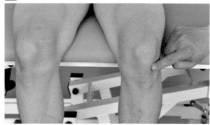

膝蓋靭帯は、膝蓋骨の下縁（膝蓋骨尖）から脛骨粗面にかけて張る靭帯。

3 膝蓋靭帯を触知する

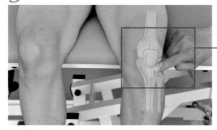

大腿四頭筋の共同腱の中心をなす強靭な線維束で、膝蓋骨につく上端が幅広く、下部が細い。

Close UP

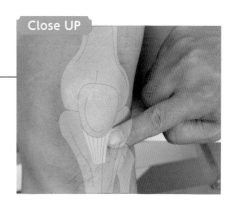

膝蓋支帯の触診手順

1 膝蓋骨を外側に動かす

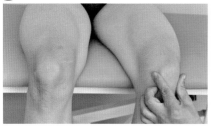

膝蓋支帯は、膝蓋靭帯の両側で、関節包を補強する強い縦走線維束。膝蓋骨を外側に動かすと、内側膝蓋支帯が緊張して触れやすくなる。

2 内側膝蓋支帯に触れる

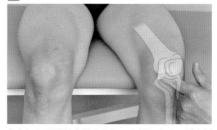

左右にある膝蓋支帯のうち、内側にあるのが内側膝蓋支帯。

COLUMN

Unhappy triad（不幸の三徴候）

複数の膝関節靭帯損傷が発生

スポーツなどを行なって膝関節を損傷した場合、重症化することがある。とくに、膝内側側副靭帯、膝前十字靭帯、膝内側半月板の3カ所が複合的に損傷したものは Unhappy triad（不幸の三徴候）といって、典型的な重傷とされる。このような状態を引き起こしたときは、早期の治療を必要とする。

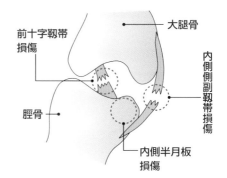

重傷のときは激痛を伴う

膝内側側副靭帯損傷は、膝関節に外からの強い力が加わり、過大な外反や外旋位によって靭帯が損傷すること。ラグビーやアメリカンフットボールといった、競技者同士の接触を伴う競技で起こりやすい。膝前十字靭帯損傷では、膝関節の回旋を制御する役割を持った膝前十字靭帯が損傷する。こちらも接触を伴う競技に多く発生するが、そのほかにも、スキーやバレーボールなど、ジャンプの後の着地で足のつま先が外側を向き、膝が内側に入る動きや、ピボット（ツイスト）動作をすることにより損傷するケースも見られる。膝内側半月板損傷は、膝関節に楔形の線維性軟骨のうち、内側にある半月板が損傷し、激痛を伴って膝が動かせなくなる症状である。

Unhappy triad が疑われるときは、膝内側側副靭帯の重症度を調べるとよい。外反ストレステストを伸展位と軽度の屈曲位で行なうが、重症度の高い損傷では膝前十字靭帯損傷の合併か、Unhappy triad を発生させているおそれがある。

足根骨

そくこんこつ

Tarsus bone（ターサス・ボーン）

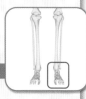

7個の短骨（距骨、舟状骨、立方骨、踵骨、外側・内側・中間楔状骨）
で構成された足裏および足甲の骨。下腿と足指をつなぐ。

関係する骨

距骨、舟状骨、立方骨、踵骨、
外側・内側・中間楔状骨

主な筋の起始・停止

【起始】母趾内転筋、短小趾屈筋、短腓骨筋

【停止】長趾伸筋、短趾伸筋、長趾屈筋、短趾屈筋、虫様筋、
背側骨間筋、底側骨間筋、短母趾伸筋、長母趾伸筋、母趾外転
筋、長母趾屈筋、短母趾屈筋、母趾内転筋、小趾外転筋、短小
趾屈筋

左前面

特徴

足根骨近位列の骨（踵骨、
距骨など）は比較的大きく、
遠位列の骨（楔状骨、立方骨）
は比較的小さい。

中間楔状骨
ちゅうかんけつじょうこつ
舟状骨と第2中足骨の間に位置
する短骨。底面の楔型は上方を
向いている。3つの楔状骨の中
では最も小さい。

外側楔状骨
がいそくけつじょうこつ
中間楔状骨、内側楔状骨、立方
骨とともに遠位足根骨を構成
し、足の内側前面に位置する骨。

舟状骨
しゅうじょうこつ
いわゆる土踏まずの頂
点に相当する骨。舟状
骨粗面の底側面には後
脛骨筋が付着する。

内側楔状骨
ないそくけつじょうこつ
舟状骨と第1中足骨の
間に位置する短骨。底
面の楔形は下方を向い
ている。3つの楔状骨
の中では最も大きい。

腓骨

脛骨

距骨
きょこつ
かかと付近にある7
個の足根骨の一つ。
かかとの上方にあり、
下腿の脛骨および腓
骨と連結して足首の
一部となる。

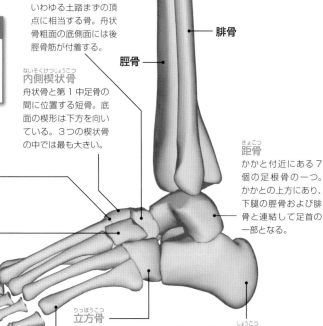

第5基節骨

第5中足骨

立方骨
りっぽうこつ
足根骨の最も外側にある短骨。内側縁
が外側縁より長く、背面が背外側を向
いた立方形をしているのが特徴。内側
面中央に外側楔状骨に対する関節面が、
外後方に舟状骨に対する関節面がある。

踵骨
しょうこつ
前後に長い不整四角形
の骨で、かかとを形成
している。足根骨のう
ち最も大きい骨。

110

踵骨の触診手順

1 背臥位でリラックスした姿勢に

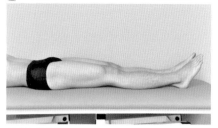

患者は背臥位になる。

2 足部の外側縁を近位にたどる

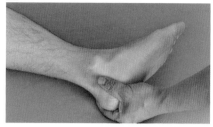

足部の外側縁を近位方向にたどると、皮下で踵骨に触れることができる。足根骨の中では最も触れやすい。

3 踵骨を触知する

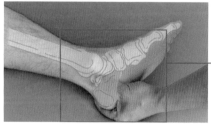

踵骨は、距骨および立方骨と関節を形成する。

Close UP

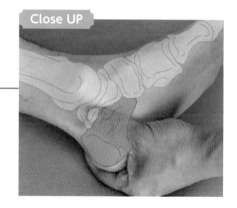

距骨の触診手順

1 脛骨・腓骨と足根骨を確認する

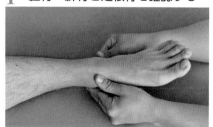

距骨は足根骨の中で最も高い位置にあり、上方で腓骨および脛骨と連結し、距腿関節を構成する。

2 距骨滑車を触知する

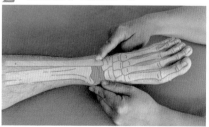

距骨滑車は距骨上部の凸面で、脛骨と関節をつくっている。底屈で内果と上果を結ぶ線の中心から下を触れると、触知しやすい。

111

舟状骨 の 触診手順

1 距踵舟関節の結節突起部に触れる

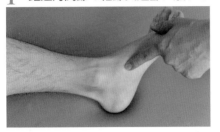

舟状骨は、後方で距骨および踵骨と関節を形成しており、突起した結節の一部が位置の目安となる。

2 外側縁に触れる

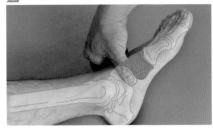

舟状骨の外側縁を、母指と示指で上下から挟むようにして触診しているところ。外側では立方骨と関節を形成。

立方骨 の 触診手順

1 第5中足骨の突出部を確認する

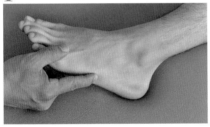

立方骨は、第5中足骨と踵骨の間に位置し、前方では足根中足関節、後方では踵骨と接して踵立方関節を形成している。

2 踵骨と第5中足骨の間に触れる

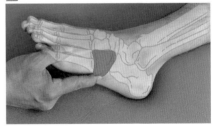

示指で立方骨に触れている。

内側楔状骨 の 触診手順

1 舟状骨と第1中足骨の間に触れる

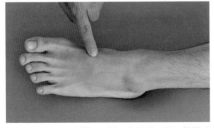

内側楔状骨は、舟状骨と第1中足骨の間に位置する。

2 内側楔状骨を触知する

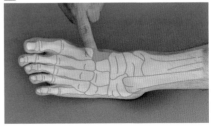

遠位は第1中足骨との足根中足関節の裂隙。近位は、舟状骨との楔舟関節裂隙に触れることができる。

中間楔状骨の触診手順

1 舟状骨と第2中足骨の間に触れる

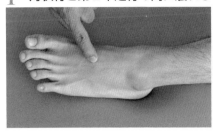

中間楔状骨は、第2中足骨と舟状骨の間に位置する。

2 中間楔状骨を触知する

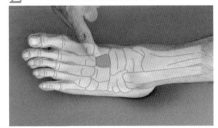

遠位は第2中足骨との足根中足関節の裂隙。近位は、舟状骨との楔舟関節裂隙に触れることができる。

外側楔状骨の触診手順

1 舟状骨と第3中足骨の間に触れる

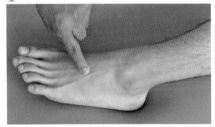

外側楔状骨は、第3中足骨と舟状骨の間に位置する。

1 外側楔状骨を触知する

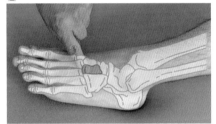

遠位は第3中足骨との足根中足関節の裂隙。近位は、舟状骨との楔舟関節裂隙。外側では立方骨と楔立方関節を形成している。

COLUMN

足関節の内反捻挫・外反捻挫

　足関節捻挫は、スポーツ外傷の中でもとりわけ頻度が高い。内反捻挫と外反捻挫の2種類があるが、外果と比べて内果が短く内反性の安定が弱いため、内反捻挫が圧倒的に多い。足関節の底屈・内反が行なわれると、足関節の安定を保つ前距腓靱帯が損傷し、続いて踵腓靱帯が損傷するのが内反捻挫である。一方、外反捻挫は、足関節内側に強靱な三角靱帯が存在し、外反制動が腓骨外果で行なわれるため損傷するケースはまれだが、大きな力が加われば起こり得る。その場合、靱帯断裂や骨折を伴うこともある。いずれにしても、発症したときは、テーピングや包帯、足関節装具などを用いた保存療法が有効。完全断裂の場合は、靱帯縫合手術も考えられる。

第2章 骨盤帯・下肢

足趾骨

そくしこつ

骨

Phalanges of toes（ファランジーズ・オブ・トゥーズ）

足趾骨は、足根部を形成する中足骨と、足趾を形成する趾骨の総称。中足骨は5個の長骨から成り、趾骨は14個の短骨から成る。

関係する骨

距腿関節、下脛腓関節、距骨下関節、横足根関節、足根中足関節、中足趾節関節、趾節間関節

主な筋の起始・停止

【起始】母趾内転筋、短小趾屈筋、短腓骨筋

【停止】長趾伸筋、短趾伸筋、長趾屈筋、短趾屈筋、虫様筋、背側骨間筋、底側骨間筋、短母趾伸筋、長母趾伸筋、母趾外転筋、長母趾屈筋、短母趾屈筋、母趾内転筋、小趾外転筋、短小趾屈筋

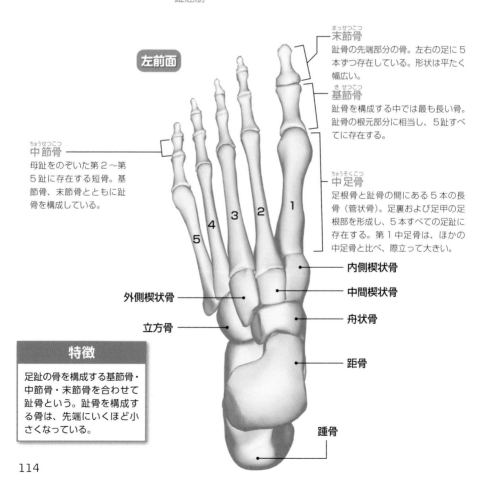

左前面

末節骨
まっせつこつ
趾骨の先端部分の骨。左右の足に5本ずつ存在している。形状は平たく幅広い。

基節骨
きせつこつ
趾骨を構成する中では最も長い骨。趾骨の根元部分に相当し、5趾すべてに存在する。

中節骨
ちゅうせつこつ
母趾をのぞいた第2〜第5趾に存在する短骨。基節骨、末節骨とともに趾骨を構成している。

中足骨
ちゅうそくこつ
足根骨と趾骨の間にある5本の長骨（管状骨）。足裏および足甲の足根部を形成し、5本すべての足趾に存在する。第1中足骨は、ほかの中足骨と比べ、際立って大きい。

内側楔状骨

中間楔状骨

外側楔状骨

舟状骨

立方骨

距骨

踵骨

特徴

足趾の骨を構成する基節骨・中節骨・末節骨を合わせて趾骨という。趾骨を構成する骨は、先端にいくほど小さくなっている。

1

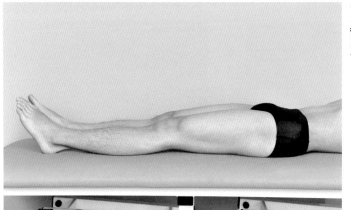

背臥位でリラックスした姿勢に

患者は背臥位になる。

2 第1中足骨の骨頭と骨底を確認

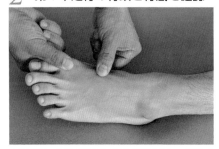

中足骨は、5趾の根元にそれぞれ存在し、遠位の骨底は立方骨、楔状骨と接する。基節骨と中足趾節関節を形成する骨頭は球状に隆起している。

3 骨頭から骨底までたどる

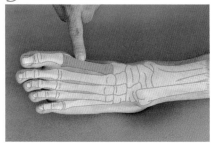

写真は、第1中足骨の骨頭から骨底までをたどり、中間辺りに差し掛かったところ。

4 第5中足骨の骨頭と骨底を確認

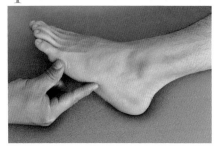

2と同様の手順で、外側の第5中足骨骨頭および骨底に触れる。

5 骨頭から骨底までたどる

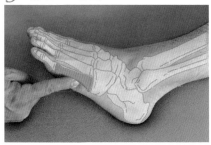

写真は、第5中足骨の骨頭から骨底までをたどり、中間辺りに差し掛かったところ。

基節骨の触診手順

1 第1基節骨の骨頭と骨底を確認

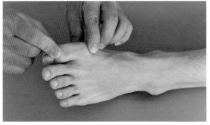

基節骨は、5趾にそれぞれ存在し、遠位の骨底は中足趾節関節を形成する。

2 第2基節骨の骨頭と骨底を確認

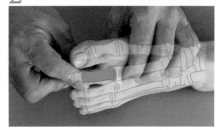

母趾以外の第2～5基節骨は、中節骨と近位趾節間関節を形成する。

中節骨の触診手順

1 第2趾中節骨の骨頭と骨底を確認

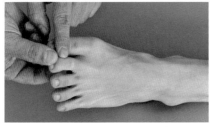

中節骨は、母趾を除く第2～5趾に存在する。写真は、第2趾中節骨の骨頭および骨底に触れている。

2 中節骨を触知する

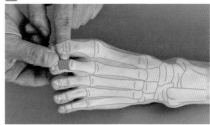

中節骨は基節骨および末節骨と関節を形成し、それぞれ全体で足の指（趾骨）を構成する。

末節骨の触診手順

1 第1末節骨の骨頭と骨底を確認

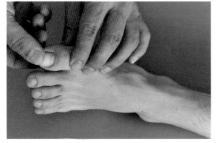

末節骨は、趾骨の最先端部分に位置する骨。写真は、第1末節骨の骨頭と骨底に触れている。

Close UP

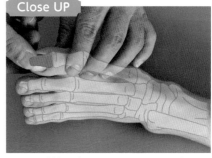

母趾には中節骨がなく、末節骨と基節骨が連結している。

2 第2末節骨の骨頭と骨底を確認

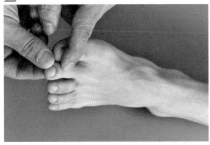

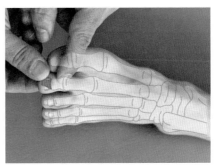

1と同様の方法で、第2末節骨の骨頭と骨底を触診。

母趾を除く第2〜5趾では、末節骨と中節骨が関節を形成している。

Athletics Column

足関節の可動域（1）

狭義の足関節である距腿関節は、底屈・背屈のほか、外反・内反にも可動。膝を屈曲させた場合は、腓腹筋の緊張が取れて背屈制限が軽減される。つまり腓腹筋の起始から停止までが接近し、そのぶん足関節の背屈可動域が広がる。

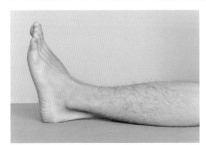

（1）基本ポジション　10°底屈、内外反中間位。

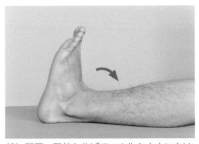

（2）背屈　足首を曲げてつま先を上方に向ける。

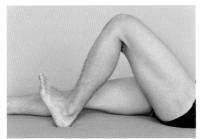

（3）膝を曲げての背屈　背屈制限が軽減される。

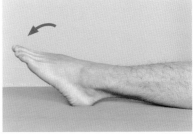

（4）底屈　足首を伸ばしてつま先を下方に向ける。

足関節

そくかんせつ

関節

Ankle joint（アンクル・ジョイント）

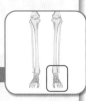

足関節は、脛骨・腓骨・距骨・踵骨などから成る足首周辺の関節。底屈・背屈・外返し・内返しの動きを伴う。距腿関節は狭義の足関節。

関係する骨

脛骨、腓骨、距骨、踵骨、舟状骨、立方骨

近接する主な筋肉・靱帯

【筋肉】母趾球筋（母趾外転筋）、母趾内転筋、短母趾屈筋）、小趾球筋（小趾外転筋、短小趾屈筋、小趾対立筋）、中足筋（短趾屈筋、虫様筋、背側・底側骨間筋）

【靱帯】外側側副靱帯（後距腓靱帯、前距腓靱帯、踵腓靱帯）、内側靱帯（前脛距部、脛舟部、脛踵部、後脛距部）

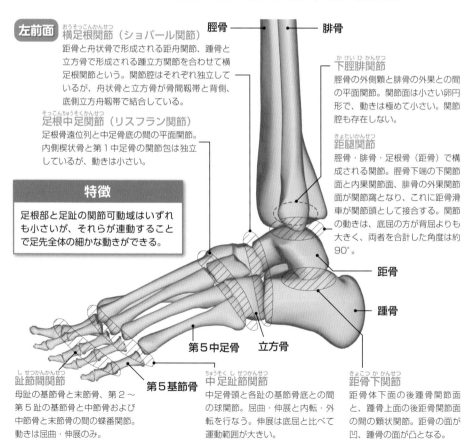

左前面

横足根関節（ショパール関節） おうそっこんかんせつ
距骨と舟状骨で形成される距舟関節、踵骨と立方骨で形成される踵立方関節を合わせて横足根関節という。関節腔はそれぞれ独立しているが、舟状骨と立方骨が骨間靱帯と背側、底側立方舟靱帯で結合している。

足根中足関節（リスフラン関節） そっこんちゅうそくかんせつ
足根骨遠位列と中足骨底の間の平面関節。内側楔状骨と第１中足骨の関節包は独立しているが、動きは小さい。

特徴

足根部と足趾の関節可動域はいずれも小さいが、それらが連動することで足先全体の細かな動きができる。

脛骨

腓骨

下腿腓関節 かけいひかんせつ
脛骨の外側顆と腓骨の外果との間の平面関節。関節面は小さい卵円形で、動きは極めて小さい。関節腔も存在しない。

距腿関節 きょたいかんせつ
脛骨・腓骨・足根骨（距骨）で構成される関節。脛骨下端の下関節面と内果関節面、腓骨の外果関節面が関節窩となり、これに距骨滑車が関節頭として接合する。関節の動きは、底屈の方が背屈よりも大きく、両者を合計した角度は約90°。

距骨

踵骨

第５中足骨

立方骨

趾節間関節 しせつかんかんせつ
母趾の基節骨と末節骨、第２～第５趾の基節骨と中節骨と中節骨と末節骨の間の蝶番関節。動きは屈曲・伸展のみ。

第５基節骨

中足趾節関節 ちゅうそくしせつかんせつ
中足骨頭と各趾の基節骨底との間の球関節。屈曲・伸展と内転・外転を行なう。伸展は底屈と比べて運動範囲が大きい。

距骨下関節 きょこつかかんせつ
距骨体下面の後踵骨関節面と、踵骨上面の後距骨関節面との間の顆状関節。距骨の面が凹、踵骨の面が凸となる。

118

距腿関節 の 触診手順

1 底屈時の上関節面に触れる

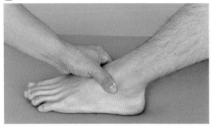

足首を底屈させ、脛骨の下端前縁に出てくる距骨
滑車の上関節面に触れる。

2 背屈時の上関節面に触れる

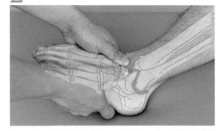

足首を背屈させながら触診すると、距骨滑車が脛
骨と腓骨の間に滑り込むのがわかる。

下脛腓関節 の 触診手順

1 脛骨下端を固定する

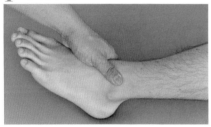

脛骨下端を固定し、腓骨下端の内側面と接してい
る関節面を確認する。

2 脛骨と腓骨の関節面に触れる

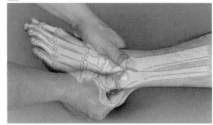

脛骨と腓骨で形成される下脛腓関節に可動域はほ
とんどなく、関節腔も存在しない。

距骨下関節 の 触診手順

1 距骨を固定する

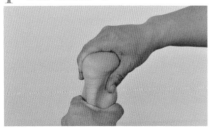

距骨下関節は顆状関節で、距骨側の後関節面が凹、
前・中関節面が凸の形状をしている。

2 距骨下関節の動きを確認する

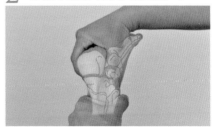

内果と外果の直下で距骨を固定した状態で、踵骨
の内返しを行なう。

1 背臥位で真上から見下ろす

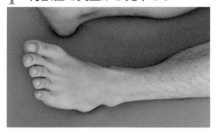

横足根関節は、踵骨・立方骨で構成される踵立方関節と、距骨・舟状骨で構成される距舟関節を合わせた総称。

2 踵骨と立方骨の関節裂隙を確認

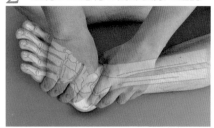

距骨前面を母指と示指で固定し、踵骨を把持（しっかりと握って持つ）して動かす。

1 第1中足骨を遠位からたどる

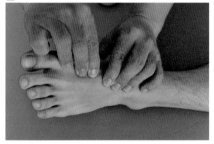

第1中足骨を遠位からたどり、内側（第1）楔状骨との関節裂隙に触れる。

2 第2中足骨を遠位からたどる

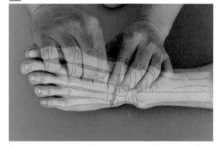

1と同様の手順で、第2中足骨を遠位からたどり、中間（第2）楔状骨との関節裂隙に触れる。

3 第3足根中足関節を触知する

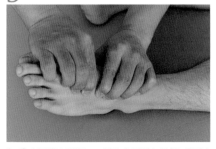

1、2と同様の手順で、第3中足骨と外側（第3）楔状骨との関節裂隙に触れる。

4 第4、5足根中足関節を触知する

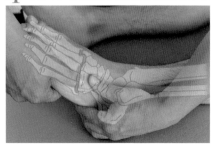

第4、5の中足骨と立方骨との関節裂隙を触診するときは、もう片方の手（写真では左手）で立方骨を固定しながら行なう。

中足趾節関節 の 触診手順

1 第1中足趾節関節を触知する

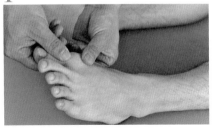

近位の中足骨を固定し、遠位の基節骨を他動的に屈曲または伸展させることで関節の動きを確認する。

2 第2中足趾節関節を触知する

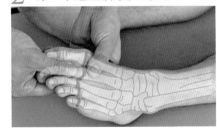

1と同様の手順で、第2中足趾節関節の関節裂隙も触診する。

趾節間関節 の 触診手順

1 母趾の趾節間関節を触知する

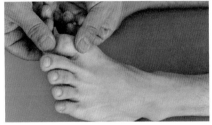

近位の第1基節骨を固定し、遠位の第1末節骨を他動的に屈曲または伸展させて関節の動きを確認する。

2 趾節間関節を触知する

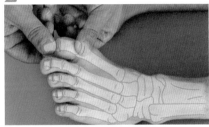

趾骨のうち、母趾のみ中節骨が存在せず、第1基節骨と第1末節骨が趾節間関節を形成する。

Athletics Column

足趾の可動域

　足趾の各関節はいずれもわずかな可動域しか備えていないが、いくつもの関節が可動することによって足先の細かな動きを実現している。中足趾節関節は多軸性関節のため、外転・内転も行なえる。

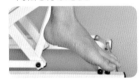

(1) 基本ポジション
安静肢位は軽度屈曲位。

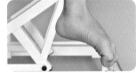

(2) 屈曲
つま先を下方に曲げる。

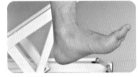

(3) 伸展
つま先を上方に反らす。

足関節の靭帯

Ligament of the ankle（リガメント・オブ・ジ・アンクル）

脛骨、腓骨、距骨をつなぐ靭帯は、足関節（距腿関節）の底屈・背屈・内返し・外返しを制限する。

関係する骨

脛骨、腓骨、距骨、踵骨、舟状骨

近接する主な筋肉

【筋肉】母趾球筋（母趾外転筋）、母趾内転筋、短母趾屈筋）、小趾球筋（小趾外転筋、短小趾屈筋、小趾対立筋）、中足筋（短趾屈筋、虫様筋、背側・底側骨間筋）

左前面

脛骨　腓骨

距骨

立方骨

舟状骨

内側側副靭帯
全体の形が三角形に近いため、別名三角靭帯。前脛距部、脛舟部、脛踵部、後脛距部という4つの部分から成り、深層にある前脛距部は内果の頂点と距骨の内側面に付着。浅層最前部の脛舟部は脛骨内果尖端前方部から舟状骨粗面に付く。脛踵部は距腿関節の内側で脛骨と踵骨の載距突起をつなぐ。後脛距部は、脛骨内果尖端後方部から外側を走り、距骨内側と長母趾伸筋腱溝の内側（距骨内側結節）につく。

外側側副靭帯
足関節の外側側副靭帯は、前距腓靭帯、踵腓靭帯、後距腓靭帯から成る。前距腓靭帯は、外果前縁から距骨頚に向かって前内側を走行。踵腓靭帯は、外果尖端から踵骨外側面の結節に至る靭帯。後距腓靭帯は、腓骨の外果から起始し、距骨を越えて踵骨外側に着く靭帯。

特徴

内側側副靭帯は付着部が広く、外側側副靭帯よりも強靭。そのため内反捻挫よりも外反捻挫の方が起きにくいが、外反捻挫は腓骨や内顆の骨折を引き起こすなど重症化しやすい。

外側側副靱帯 の 触診手順

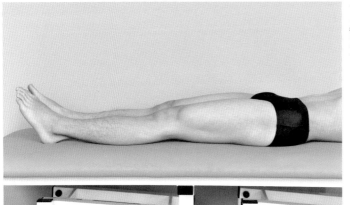

1
背臥位でリラック
スした姿勢に

患者は背臥位になる。

2 腓骨の外果を確認する

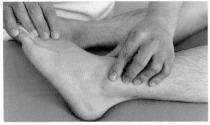

腓骨の外果の位置を確認し、そこから起始して距骨を越えながら踵骨外側に至る靱帯（外側側副靱帯の中で最も長い踵腓靱帯）を確認する。

3 靱帯線維の走行に直交し触知する

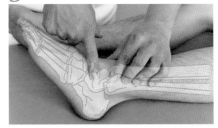

外果先端から踵骨外側面の結節を結ぶ線維の走行に直交させながら触診する。

内側側副靱帯 の 触診手順

1 脛骨の内果を確認する

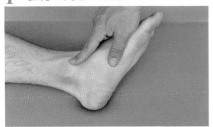

脛骨内果の位置を確認し、先端前方部から舟状骨粗面に至る靱帯を確認する。

2 靱帯線維の走行に直交し触知する

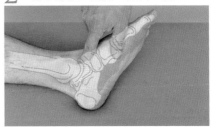

人差し指で触れている部分が内側側副靱帯。線維の走行に直交させながら触診する。

足関節の可動域（2）

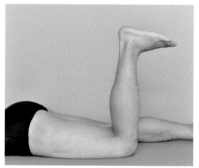

（1）背臥位での基本ポジション　膝関節は90°屈曲、足関節は0°。

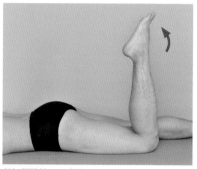

（2）背臥位での底屈　つま先を底側に動かす。

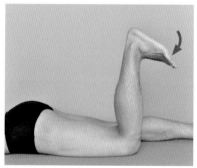

（3）背臥位での背屈　つま先を背側に動かす。

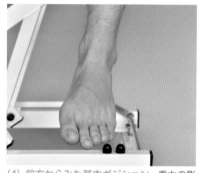

（4）前方からみた基本ポジション　重力の影響でやや底屈位となっている。

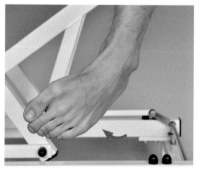

（5）内返し　足裏を内側に向けるようにして足首を横にひねる。

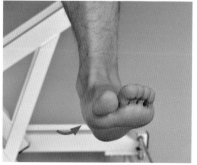

（6）外返し　足裏を外側へ向けるようにして足首を横にひねる。

第3章

顔面・頭部の触診

頭蓋骨
とうがいこつ

骨

Cranial bones（クレイニアル・ボーンズ）

頭部を保護し顔面を形成している骨。大きさや形状の異なる多くの骨が
複雑に連結することで、顔面の骨格を構成している。

関係する骨

頭頂骨、前頭骨、側頭骨、
後頭骨、鼻骨、涙骨、頬
骨、鋤骨、上顎骨、蝶形骨、
篩骨、下顎骨

主な筋の起始・停止

【起始・停止】前頭筋、眼輪筋、皺眉筋、鼻根筋、鼻筋、口輪筋、
笑筋、小頬骨筋、大頬骨筋、上唇挙筋、口角挙筋、口角下制筋、
頬筋、オトガイ筋、後頭筋、前耳介筋、上耳介筋、後耳介筋、咬
筋、側頭筋、内側翼突筋、上直筋、下直筋、上斜筋、下斜筋、内
側直筋、外側直筋、オトガイ舌筋、茎突舌筋、舌骨舌筋、口蓋舌
筋、頭最長筋、頭板状筋、胸鎖乳突筋、頭半棘筋

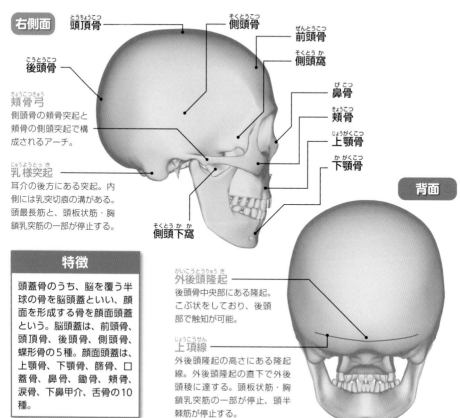

右側面

頭頂骨 とうちょうこつ

側頭骨 そくとうこつ

前頭骨 ぜんとうこつ

側頭窩 そくとうか

後頭骨 こうとうこつ

鼻骨 びこつ

頬骨 きょうこつ

上顎骨 じょうがくこつ

下顎骨 かがくこつ

頬骨弓 きょうこつきゅう
側頭骨の頬骨突起と
頬骨の側頭突起で構
成されるアーチ。

乳様突起 にゅうようとっき
耳介の後方にある突起。内
側には乳突切痕の溝がある。
頭最長筋と、頭板状筋・胸
鎖乳突筋の一部が停止する。

側頭下窩 そくとうかか

背面

特徴

頭蓋骨のうち、脳を覆う半
球の骨を脳頭蓋といい、顔
面を形成する骨を顔面頭蓋
という。脳頭蓋は、前頭骨、
頭頂骨、後頭骨、側頭骨、
蝶形骨の5種。顔面頭蓋は、
上顎骨、下顎骨、篩骨、口
蓋骨、鼻骨、鋤骨、頬骨、
涙骨、下鼻甲介、舌骨の10
種。

外後頭隆起 がいこうとうりゅうき
後頭骨中央部にある隆起。
こぶ状をしており、後頭
部で触知が可能。

上項線 じょうこうせん
外後頭隆起の高さにある隆起
線。外後頭隆起の直下で外後
頭稜に達する。頭板状筋・胸
鎖乳突筋の一部が停止、頭半
棘筋が停止する。

外後頭隆起 の 触診手順

1
座位でリラックスした姿勢に

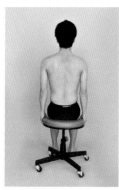

患者はいす座位になる。

2 逆の手で頭を支える

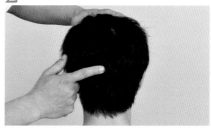

検者は側方に立ち、触診するのとは逆の手で頭を軽く支える。

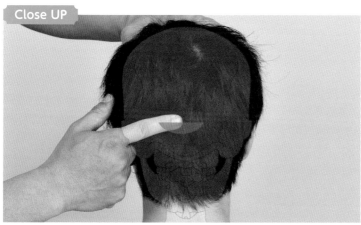

Close UP

3
後頭骨の正中部を確認する

後頭骨の正中部で、左右の耳の耳介結節を結ぶ線上にあるこぶ状の突起に触れる。

上項線 の 触診手順

1 外後頭隆起を確認

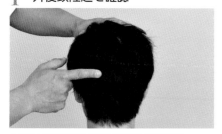

上記と同様の手順で外後頭隆起を確認する。

2 指の腹で水平にたどる

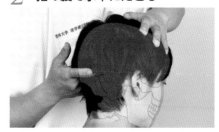

外後頭隆起から乳様突起にかけて水平に外側へたどっていく。さらに、下から上へ隆起を乗り越えるように触診する。

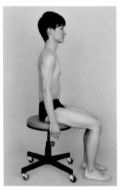

1
座位でリラック
スした姿勢に

患者はいす座位にな
り、検者は前方から
触診する。

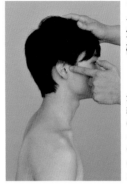

2
外耳孔の位置を
確認

外耳孔と鼻部を結ぶ
線上に張り出した頬骨
の突出部分を確認す
る。頬骨弓は、側頭
骨の頬骨突起と頬骨
の側頭突起でつくら
れるアーチ部分。

3　頬骨弓を前後で挟む

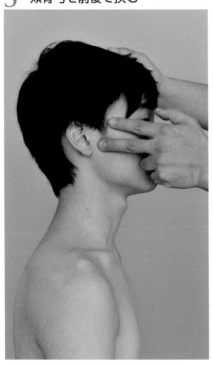

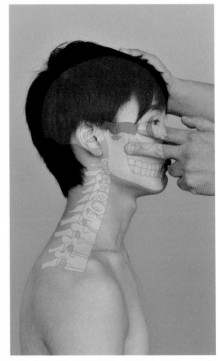

頬骨弓を、示指と中指で前後に挟むようにする。頬骨突起の下には側頭筋の腱が通り、筋突起に付着。上縁に
は側頭筋膜が付着する。

乳様突起の触診手順

1 外後頭隆起を確認

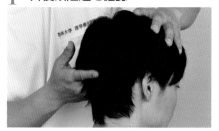

P.127と同様の手順で外後頭隆起を確認する。

2 指の腹で水平にたどる

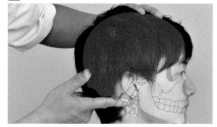

突起を下から上へたどると、耳介の下前方へ突出しているのが確認できる。

COLUMN

頭部・頸部の靱帯

　頭蓋骨同士の関節で靱帯が制限を加えるのは、唯一の可動関節である顎関節。関節包はゆるく、内面は関節円板に固くついている。関係する靱帯は外側靱帯、蝶下顎靱帯、茎突下顎靱帯の3つで、外側靱帯と茎突下顎靱帯は、関節包をそれぞれ外と内から補強している。

　後頭骨と環椎（第1頸椎）とが連結して構成される2軸性関節の環椎後頭関節は、頂靱帯で補強されている。

（1）外側靱帯
関節包の外側面を補強している靱帯。側頭骨の下顎窩前方から下顎骨の下顎頸外側に至る。

（2）茎突下顎靱帯
関節包を内側から補強している靱帯。側頭骨の茎状突起前面から下顎後縁の内面に至る。

（3）蝶下顎靱帯
蝶形骨角棘から下顎骨後面のオトガイ孔の上縁に付着する靱帯。

茎状突起
側頭骨下面から伸びている尖状の突起。

関節包
内部は関節円板によって上下に2分されている。

頂靱帯
後頭骨の外側隆起と外後頭稜から第7頸椎の棘突起の間に張る線維膜。深部は頸椎の棘突起に付着する。

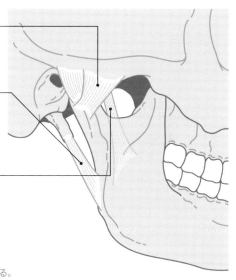

下顎骨
Mandible bone（マンディブル・ボーン）

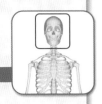

顔面骨では最大で下顎を形成し、馬蹄形をしている。上後方に伸びる下顎枝と中央部の下顎体から成り、下顎枝は関節突起と筋突起を持つ。

関係する骨

側頭骨

主な筋の起始・停止

【起始】口輪筋、口角下制筋、オトガイ筋、オトガイ舌筋、下唇下制筋、顎二腹筋、オトガイ舌骨筋、顎舌骨筋、

【停止】笑筋、上唇挙筋、口角挙筋、外側翼突筋、広頸筋

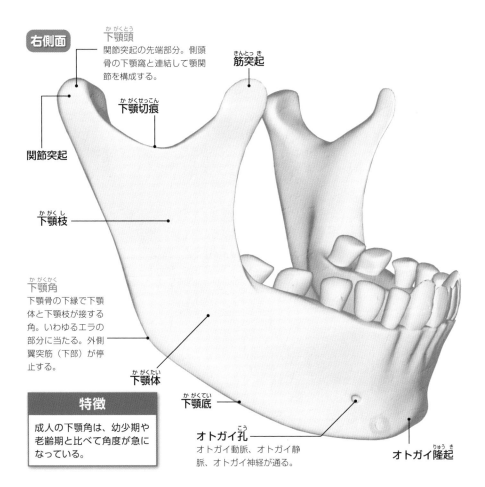

右側面

下顎頭
関節突起の先端部分。側頭骨の下顎窩と連結して顎関節を構成する。

筋突起

下顎切痕

関節突起

下顎枝

下顎角
下顎骨の下縁で下顎体と下顎枝が接する角。いわゆるエラの部分に当たる。外側翼突筋（下部）が停止する。

下顎体

下顎底

オトガイ孔
オトガイ動脈、オトガイ静脈、オトガイ神経が通る。

オトガイ隆起

特徴

成人の下顎角は、幼少期や老齢期と比べて角度が急になっている。

130

下顎頭 の 触診手順

1
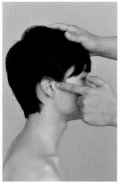

外耳孔腹側の関節部分に触れる

下顎頭を外側から触れるときは、外耳孔の腹側（前方）に指を当てると関節突起の先端部（下顎頭）を触知できる。

2
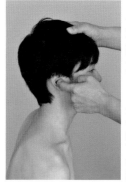

外耳道に人差し指を当てる触診方法

外耳道の中で下顎の骨を触診する方法。患者に開口させると下顎頭の先端部に触れやすく、顎関節の動きも確認できる。

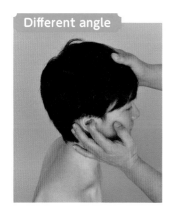

Different angle

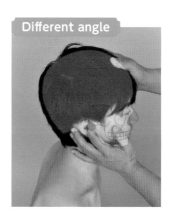

Different angle

下顎角 の 触診手順

1
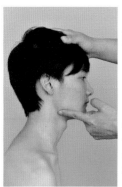

関節突起を上から下へたどる

下顎頭を先端部分とする関節突起を、顎の外側端に沿って上から下へたどっていく。

2
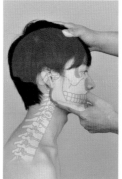

下縁の張り出した部分を触知する

一般にエラと呼ばれている部分が下顎角で、下顎枝と下顎体が接する角。

131

顎関節

関節

Jaw joint（ジョー・ジョイント）

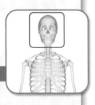

頭蓋骨で可動する唯一の関節。下顎骨の下顎頭と側頭骨の下顎窩で構成
され、側頭筋、咬筋などの咀嚼筋群、および舌骨下筋群が動かしている。

関係する骨

下顎骨、側頭骨

近接する主な筋肉・靭帯

【筋肉】咀嚼筋（側頭筋、咬筋、内側翼突筋、外側翼突筋）、顎
舌骨筋、オトガイ舌骨筋
【靭帯】外側靭帯、茎突下顎靭帯、蝶下顎靭帯

右側面

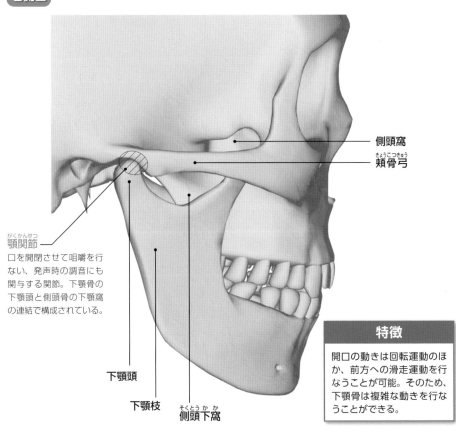

側頭窩

頬骨弓

顎関節
口を開閉させて咀嚼を行
ない、発声時の調音にも
関与する関節。下顎骨の
下顎頭と側頭骨の下顎窩
の連結で構成されている。

下顎頭

下顎枝

側頭下窩

特徴

開口の動きは回転運動のほ
か、前方への滑走運動を行
なうことが可能。そのため、
下顎骨は複雑な動きを行な
うことができる。

顎関節の触診手順

1 閉口状態で触診

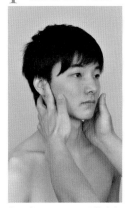

指を当てるのは、関節突起の背側。

2 開口状態で触診

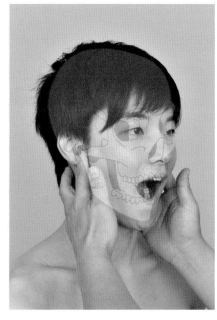

最大まで開口するか確認。顎関節に両手の指を当てた状態で開口すると、下顎骨の関節突起と側頭骨下顎窩の間のくぼみを触知できる。

3 外耳孔に指を当てて触診

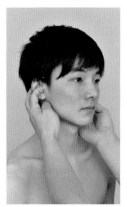

顎関節を触診するために、外耳孔に示指を当てる。

4 開口状態を見る

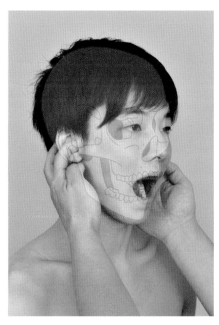

開口させて顎関節の動きを触診。両手で同時に触診することで、スムーズに動いているかどうかや、左右非対称性を確認できる。

133

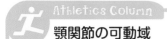

顎関節の可動域

顎関節の基本ポジション（安静肢位）は、わずかに開口した状態。閉口（歯をかみしめた肢位）は、下顎骨を挙上した状態である。

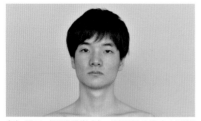

（1）閉口（下顎骨挙上）　下顎骨の挙上と関節上部の後退を伴う回転運動。

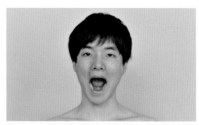

（2）開口（下顎骨下制）　下顎骨の下制と関節上部の前進を伴う回転運動。正常では、上の歯と下の歯の間が4～5cmとなる。

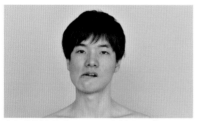

（3）右側方移動　下顎を右側方にずらす。1cm程度の可動域が見られる。

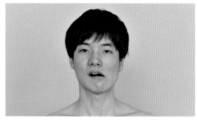

（4）左側方移動　下顎を左側方にずらす。

Different angle

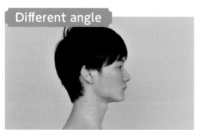

（5）閉口（下顎骨挙上）

Different angle

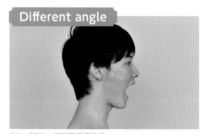

（6）開口（下顎骨下制）

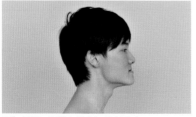

（7）前突　下顎を前方に突き出す。

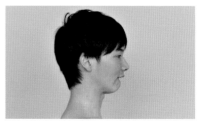

（8）後退　下顎を後方に引く。

第4章

脊柱の触診

頸椎
骨

Cervical vertebra（サーヴィカル・ヴァーテブラ）

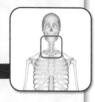

頸部にある7個の椎骨。上部2つの頸椎は、環椎（第1頸椎）が環状、軸椎（第2頸椎）は歯突起を持ち、ほかの頸椎とは形状が異なっている。

関係する骨

環椎（第1頸椎）、
軸椎（第2頸椎）、
第3〜7頸椎

主な筋の起始・停止

【起始】前頭直筋、外側頭直筋、頸長筋、頭長筋、前斜角筋、中斜角筋、後斜角筋、小後頭直筋、頭半棘筋、頸半棘筋、頭最長筋、大後頭直筋、下頭斜筋、頭状筋、上頭斜筋、僧帽筋（中部線維）、小菱形筋、頸棘筋、頭板状筋

【停止】頸長筋、頸半棘筋、頸腸肋筋、頸腸肋筋、頸板状筋、頸棘筋、多裂筋、回旋筋、下頭斜筋、胸半棘筋

背面

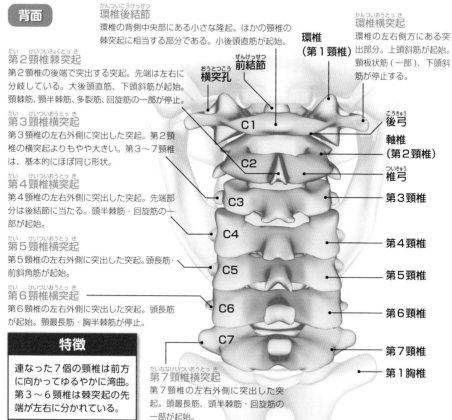

環椎後結節
環椎の背側中央部にある小さな隆起。ほかの頸椎の棘突起に相当する部分である。小後頭直筋が起始。

環椎横突起
環椎の左右側方にある突出部分。上頭斜筋が起始。頸板状筋（一部）、下頭斜筋が停止する。

第2頸椎棘突起
第2頸椎の後端で突出する突起。先端は左右に分岐している。大後頭直筋、下頭斜筋が起始。頸棘筋、頸半棘筋、多裂筋、回旋筋の一部が停止。

第3頸椎横突起
第3頸椎の左右外側に突出した突起。第2頸椎の横突起よりもやや大きい。第3〜7頸椎は、基本的にほぼ同じ形状。

第4頸椎横突起
第4頸椎の左右外側に突出した突起。先端部分は後結節に当たる。頭半棘筋・回旋筋の一部が起始。

第5頸椎横突起
第5頸椎の左右外側に突出した突起。頭長筋・前斜角筋が起始。

第6頸椎横突起
第6頸椎の左右外側に突出した突起。頭長筋が起始。頸最長筋・胸半棘筋が停止。

横突孔
前結節

C1
C2
C3
C4
C5
C6
C7

環椎（第1頸椎）
後弓
軸椎（第2頸椎）
椎弓
第3頸椎
第4頸椎
第5頸椎
第6頸椎
第7頸椎
第1胸椎

特徴

連なった7個の頸椎は前方に向かってゆるやかに湾曲。第3〜6頸椎は棘突起の先端が左右に分かれている。

第7頸椎横突起
第7頸椎の左右外側に突出した突起。頭最長筋、頭半棘筋・回旋筋の一部が起始。

環椎後結節の触診手順

1 外後頭稜下方のくぼみに触れる

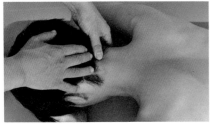

背臥位で、額の下に手を置かせて、外後頭稜下方のくぼみを触診する。

2 深部の後結節を触知する

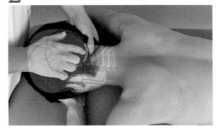

周囲に強靭な筋肉があるため、環椎後結節は深部で触れることができる。

環椎横突起の触診手順

1 環椎後結節を確認する

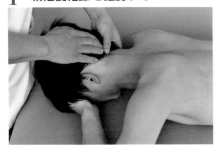

左右の横突起に至る後弓への起点として、環椎後結節を確認する。

2 後弓を左右へたどる

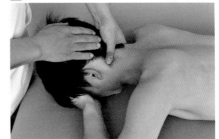

左右の横突起に向かって後弓をたどる。

3 さらに外側へたどって突起を触知

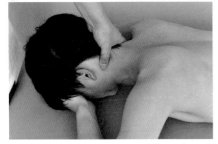

乳様突起の尾側で胸鎖乳突筋の腹側および下顎枝の背側で横突起を触知する。

4 環椎横突起を触知する

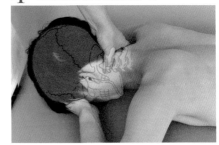

環椎の左右で骨が肥厚した外側塊の中で、左右に最も突出した部分が環椎横突起。外側塊は前弓との結合に当たる。

第2頸椎棘突起の触診手順

1 外後頭隆起を尾側にたどる

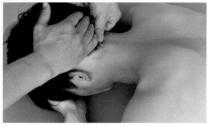

後頭骨の外後頭隆起を尾側にたどって最初に触れる突起が第2頸椎棘突起である。

2 最初に触れる突起を触知

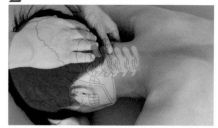

第2頸椎棘突起に触れると、先端が左右に大きく分かれているのが確認できる。

第3～7頸椎横突起の触診手順

1 頸部前後の中間部を触れる

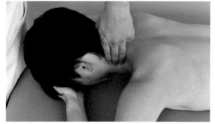

頸部を形成する第3～7頸椎は、ほぼ同じ形状をしている。横突起はそれぞれの頸椎で左右側方へ突出した突起。

2 第3～7頸椎横突起を触知する

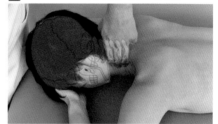

横突孔（横突起にある孔）には椎骨動脈、椎骨静脈が通る。頸部の前後径2分の1の領域で、第3～7頸椎横突起を触れる。

COLUMN

頸椎椎間板ヘルニア

　5～6kgある成人の頭部を支える頸椎の負担は大きく、これに加齢の影響が加わると、頸椎の障害が起きやすくなる。代表的なのが頸椎椎間板ヘルニアだ。主な症状は、椎間円板が変形し、髄核が線維輪の亀裂部から後方に脱出して、神経根や脊髄を圧迫することによる頸部の痛みである。症状が進むと、肩や上肢にも痛みが広がっていく（神経根圧迫症状）。また、脊髄症状として、手指のしびれなどもある。症状の発現を調べるには、「スパーリングテスト」や「ジャクソン肩下制テスト」などの検査方法があり、前者では頸椎を患側（障害がある側）へ倒し、やや伸展位で前頭部を圧迫することにより上肢の痛み、しびれの度合いを見る。後者では、頸椎を健側（健常な側）に側屈させ、同時に患側の肩を押し下げる。その際、患側上肢に放散痛があれば、頸椎椎間板ヘルニアの可能性が高い。

頸部の可動域

頸部の可動域は、屈曲、伸展、左右側屈、左右回旋という6つの基本的な動きで構成される。

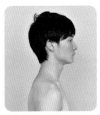

(1) 基本ポジション
（横）

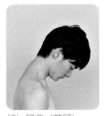

(2) 屈曲（前屈）
頭部を前方に倒す。

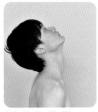

(3) 伸展（後屈）
頭部を後方に倒す。

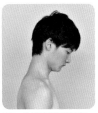

(4) 上位頸椎の屈曲
顎を引いて下を向く。

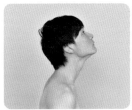

(5) 上位頸椎の伸展
顎を出して上を向く。

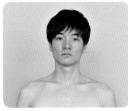

(6) 基本ポジション（前）

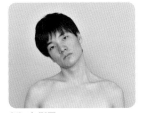

(7) 右側屈
頭部を右方向に倒す。

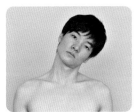

(8) 左側屈
頭部を左方向に倒す。

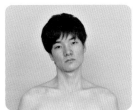

(9) 上位頸椎の側屈（右）
頭頂部を動かさずに右方向へ
側屈する（顎が右へ移動する）。

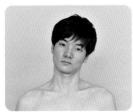

(10) 上位頸椎の側屈（左）
頭頂部を動かさずに左方向へ
側屈する（顎が左へ移動する）。

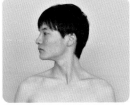

(11) 右回旋　頸椎を回転軸に
して首を右に回す。

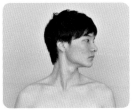

(12) 左回旋　頸椎を回転軸に
して首を左に回す。

第4章 脊柱

頸椎椎間関節

Joint of the cervical vertebra (ジョイント・オブ・ザ・サーヴィカル・ヴァーテブラ)

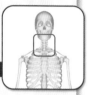

後頭部と環椎をつなぐ環椎後頭関節、環椎と軸椎をつなぐ環軸関節、頸椎同士で構成される頸椎椎間関節が、同時に可動し複雑な動きが可能になる。

関係する骨

環椎（第1頸椎）、軸椎（第2頸椎）、第3〜7頸椎

近接する主な筋肉・靱帯

【筋肉】胸鎖乳突筋、椎前筋群、板状筋群、脊柱起立筋群、後頭下筋群、短背筋群

【靱帯】外側環椎後頭靱帯、翼状靱帯、環椎十字靱帯（縦束、環椎横靱帯）、前縦靱帯、後縦靱帯、棘上靱帯、棘間靱帯、黄色靱帯

背面

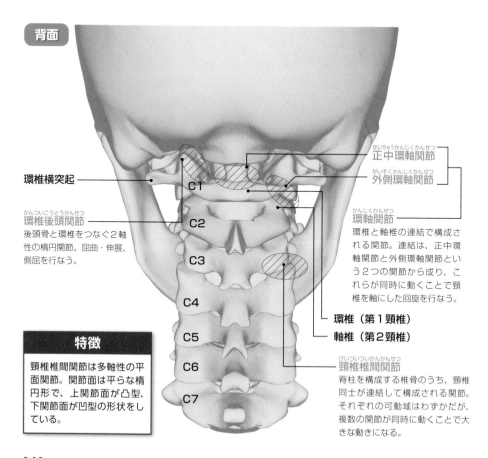

環椎横突起

環椎後頭関節
後頭骨と環椎をつなぐ2軸性の楕円関節。屈曲・伸展、側屈を行なう。

正中環軸関節

外側環軸関節

環軸関節
環椎と軸椎の連結で構成される関節。連結は、正中環軸関節と外側環軸関節という2つの関節から成り、これらが同時に動くことで頸椎を軸にした回旋を行なう。

環椎（第1頸椎）

軸椎（第2頸椎）

頸椎椎間関節
脊柱を構成する椎骨のうち、頸椎同士が連結して構成される関節。それぞれの可動域はわずかだが、複数の関節が同時に動くことで大きな動きになる。

特徴

頸椎椎間関節は多軸性の平面関節。関節面は平らな楕円形で、上関節面が凸型、下関節面が凹型の形状をしている。

環椎後頭関節 の 触診手順

1 後頭骨から環椎をたどる

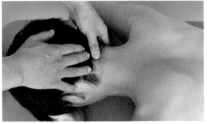

環椎後頭関節は、環椎と後頭骨が連結する楕円関節に近い関節として触知できる。

2 頸部の側屈を確認する

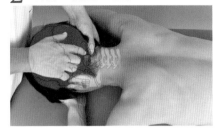

環椎後頭関節において、側屈（頭部を左右に倒す）は反対方向の回旋を伴う。

環軸関節 の 触診手順

1 軸椎（第2頸椎）を確認

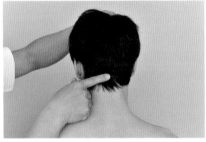

後頭骨から尾側へ下って軸椎（第2頸椎）を探す。

2 軸椎の棘突起を固定する

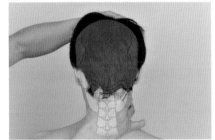

軸椎の棘突起を母指と示指で固定し、反対側の手は額に添える。

3 右方向へ側屈する

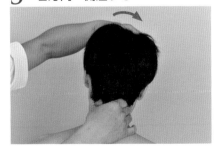

右の側屈の中間位を確認します。

4 左方向へ側屈

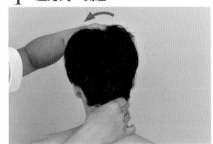

左の側屈の中間位を確認します。

5 前屈させる

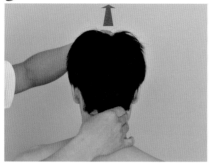

前屈の中間位を確認します。

6 後屈させる

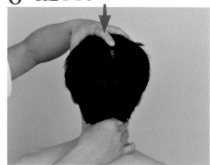

後屈の中間位を確認します。

7 左回旋させる

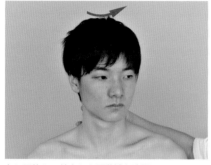

左に回旋し、前方から可動域を確認します。

8 右回旋させる

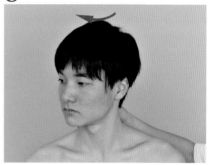

右に回旋し、前方から可動域を確認します。

頸椎椎間関節の触診手順

1 軸椎を確認する

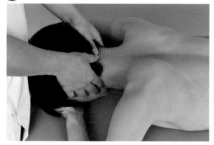

腹臥位にて、軸椎（第2頸椎）の位置を確認する。

2 椎間関節に触れる

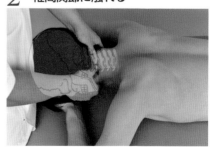

触診する指を横に2cm移動させ、椎間関節突起の後方に左右の母指で触れる。

3 第3頸椎と第4頸椎の関節を触診

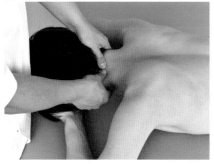

2と同様の手順で第3頸椎と第4頸椎の関節を触診する。

4 第4頸椎と第5頸椎の関節を触診

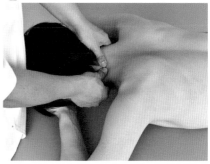

同様の手順で第4頸椎と第5頸椎の関節を触診する。

5 第5頸椎と第6頸椎の関節を触診

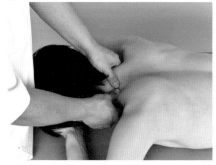

同様の手順で第5頸椎と第6頸椎の関節を触診する。

6 第6頸椎と第7頸椎の関節を触診

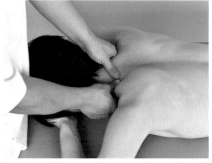

同様の手順で第6頸椎と第7頸椎の関節を触診する。

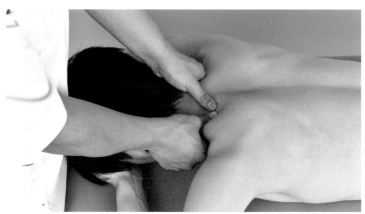

7 第7頸椎と第1胸椎の関節を触診

同様の手順で第7頸椎と第1胸椎の関節を触診する。

胸椎
きょうつい

骨

Thoracic vertebra（ソラスィック・ヴァーテブラ）

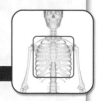

頸椎の下部に連なる 12 個の椎骨が胸椎。胸郭の背面を形成し、椎間関節を構成するとともに、肋骨と連結して肋椎間関節も構成している。

関係する骨

第1〜12胸椎、胸骨、肋骨

主な筋の起始・停止

【起始】胸半棘筋、頸棘筋、胸棘筋、頸最長筋、上後鋸筋、下後鋸筋、僧帽筋、広背筋、短肋骨挙筋、長肋骨挙筋、頸板状筋、大菱形筋、頭板状筋
【停止】胸半棘筋、胸棘筋、多裂筋、回旋筋

背面

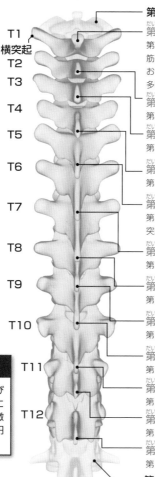

第7頸椎

第1胸椎棘突起
第1胸椎の後端に突き出た突起。頸板状筋・大菱形筋・僧帽筋（中部・下部線維）、広背筋（椎骨部）、および頭板状筋の一部が起始。胸棘筋、胸半棘筋・多裂筋・回旋筋の一部が停止。水平に近い。

第2胸椎棘突起
第2胸椎の後端に突き出た突起。水平に近い。

第3胸椎棘突起
第3胸椎の後端で後下方に突き出た突起。

第4胸椎棘突起
第4胸椎の後端で後下方に突き出た突起。

第5胸椎棘突起
第5胸椎の後端に突き出た突起。第5〜8胸椎の棘突起は長く互いに重なり合って垂直に近い。

第6胸椎棘突起
第6胸椎の後端に突き出た突起。

第7胸椎棘突起
第7胸椎の後端に突き出た突起。

第8胸椎棘突起
第8胸椎の後端に突き出た突起。

第9胸椎棘突起
第9胸椎の後端で後下方に突き出た突起。

第10胸椎棘突起
第10胸椎の後端で後下方に突き出た突起。

第11胸椎棘突起
第11胸椎の後端で後下方に突き出た突起。

第12胸椎棘突起
第12胸椎の後端で後下方に突き出た突起。

第1腰椎

T1
横突起
T2
T3
T4
T5
T6
T7
T8
T9
T10
T11
T12

特徴

胸椎は、左右両側に伸びた横突起および、後端に突出した棘突起が特徴的。脊髄が通る椎孔は円形をしている。

第1〜6胸椎棘突起の触診手順

1 第1胸椎棘突起の触診

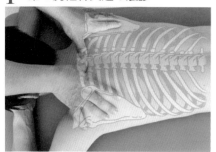

第7頸椎を触診してから、尾側へたどる。第1胸椎の棘突起は、第7頸椎の棘突起よりもさらに突出している。

2 第2胸椎棘突起の触診

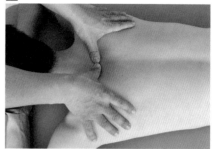

第1胸椎棘突起から、さらに尾側へ下りていく。第1、第2棘突起は水平に近い形状をしている。

3 第3胸椎棘突起の触診

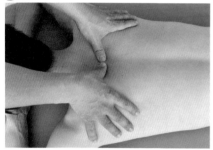

第3胸椎棘突起は、上肢を体側に置いた際の左右の肩甲棘基部を結んだ線とほぼ同じ高さにある。

4 第4胸椎棘突起の触診

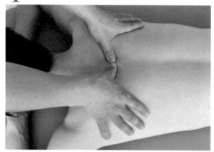

第3、第4胸椎棘突起に触れると、傾斜しているのがわかる。

5 第5胸椎棘突起の触診

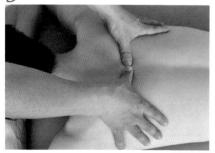

第5胸椎棘突起は、長く垂直に近い形状をしている。

6 第6胸椎棘突起の触診

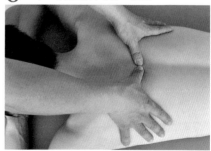

第6胸椎棘突起は、第5胸椎棘突起と同様に長く、第5〜8にかけて重なり合うように垂直方向へ伸びている。

1 第7胸椎棘突起の触診

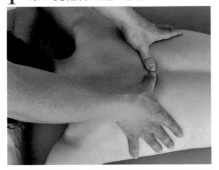

第7胸椎棘突起は、左右の肩甲骨下角を結んだ線とほぼ同じ高さ。

Close UP

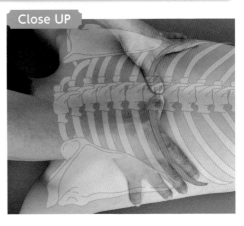

2 第8胸椎棘突起の触診

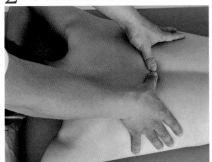

第7胸椎棘突起からの距離は、3横指。

3 第9胸椎棘突起の触診

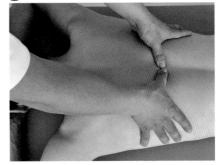

第8胸椎棘突起からの距離は、2横指。

4 第10胸椎棘突起の触診

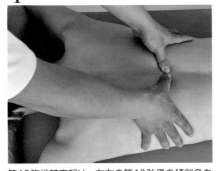

第10胸椎棘突起は、左右の第12肋骨の傾斜角を結んだ線との交点に位置する。

5 第11胸椎棘突起の触診

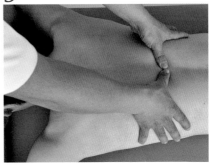

第10胸椎棘突起からの距離は、1.5横指。第11、第12棘突起はほぼ水平に近い。

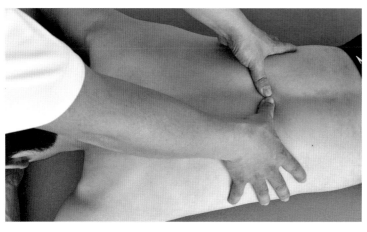

6 第12胸椎棘突起の触診

第12胸椎棘突起は、肩甲骨下角から腸骨稜まで垂線を下ろした長さの約2分の1の高さに位置する。

COLUMN

脊柱の靭帯

　脊椎は、頸椎・胸椎・腰椎の各関節を通じて、いずれも一つ一つが薄くて強い関節包に包まれている。さらにそれぞれの関節は、強靭な靭帯が補強。椎体の前面には幅広く走行する前縦靭帯が、椎体の後面には後縦靭帯が走行している。ほかにも、上下の椎弓や棘突起をつなぐ黄色靭帯や棘間靭帯など、さまざまな靭帯が相補的に脊椎を安定させる働きをする。

髄核
椎間板の中央を占めるゼリー状のコラーゲン線維。

線維輪
椎間板の表面部分。髄核を取り巻くようにして線維性の結合組織が走行する。

前縦靭帯
脊柱前面を長く縦に走行する靭帯。後頭骨底から仙骨前面に至る。深層の線維は椎間板の前縁と結合。非常に強靭で厚く、胸椎や腰椎ではとくに分厚い。

椎間板
脊椎の上下に隣り合う椎体を結合する円盤状の線維軟骨。関節にかかる衝撃をやわらげる働きをする。

後縦靭帯
椎体と椎間板の後面に沿って脊柱管の前壁を縦に走行する靭帯。前縦靭帯とともに脊柱を前後で支えている。幅は上端が最も広く、下方にいくにしたがって狭くなる。

黄色靭帯
上下の椎骨を結ぶ靭帯で弾力性がある。黄色を帯びているためこの名があり、別名は椎弓間靭帯。上方の椎弓下縁前面から下方の椎弓上縁に至る。

棘間靭帯
各椎骨の棘突起を上下で結ぶ膜性の靭帯。腰部ではとりわけ強度が高い。後方で棘上靭帯と、前方で黄色靭帯と交じり合う。

棘上靭帯
第7頸椎から仙骨までの棘突起先端間をつなぐ強靭な線維束。第7頸椎より上位では頂靭帯に連なる。

横突間靭帯
各椎骨の横突起を上下で結ぶ靭帯。

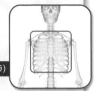

胸椎椎間関節
きょうついついかんかんせつ

Joint of the thoracic vertebra （ジョイント・オブ・ザ・ソラスィック・ヴァーテブラ）

椎骨のうち、胸椎同士が連結して形成されているのが胸椎椎間関節。わずかな可動域しか持たない平面関節だが、複数の関節で大きな動きをつくる。

関係する骨

第1～12胸椎

近接する主な筋肉・靭帯

【筋肉】最長筋、板状筋、腸肋筋、横突間筋、棘間筋、反棘筋、回旋筋、棘筋

【靭帯】前縦靭帯、後縦靭帯、棘状靭帯、棘間靭帯

背面

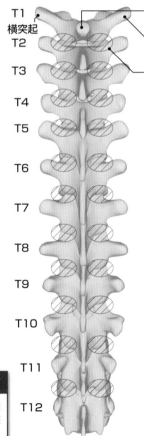

棘突起

横突起

胸椎椎間関節
胸椎同士の連結によって形成される、多軸性の平面関節。上関節面は後方のほか、外側にも向き、下関節面は前方および内下方を向いている。

T1
横突起
T2
T3
T4
T5
T6
T7
T8
T9
T10
T11
T12

特徴

胸椎椎間関節は、側屈と回旋の動きが伸展よりも制限されている。

1 第2頸椎を確認する

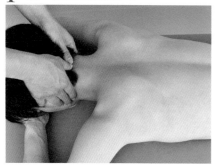

第2頸椎棘突起をもとに尾側へたどる。

2 第1胸椎棘突起を確認する

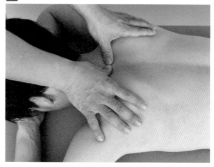

第2頸椎棘突起から8番目の第1胸椎棘突起を確認する。

3 第1・第2関節面（左側）の触診

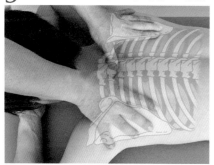

左右に一対ある下関節面と上関節面の連結部分を触診する。写真は、左側にある第1、第2胸椎椎間関節の触診。

4 第1・第2関節面（右側）の触診

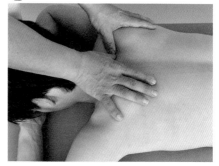

3と同様に、右側にある第1、第2胸椎椎間関節を触診する。

5 第2・第3関節面（左側）の触診

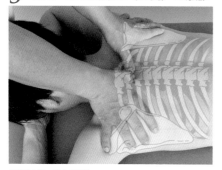

手順は2、3と同様。

6 第2・第3関節面（右側）の触診

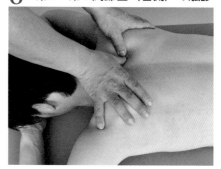

手順は2、3と同様。

149

腰椎

骨

ようつい

Lumbar vertebra（ランバー・ヴァーテブラ）

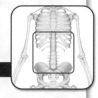

胸郭と仙骨の間で腰部を構成する5個の椎骨。腰部は体幹の中でもとりわけ大きな負荷がかかる。椎骨の中で最も大きな形状をしている。

関係する骨

第1～5腰椎

主な筋の起始・停止

【起始】胸最長筋、大腰筋（深頭）、大腰筋（浅頭）、回旋筋、小腰筋、横隔膜（腰椎部）、広背筋、胸棘筋、下後鋸筋
【停止】横隔膜、腰方形筋、胸最長筋、多裂筋、回旋筋

背面

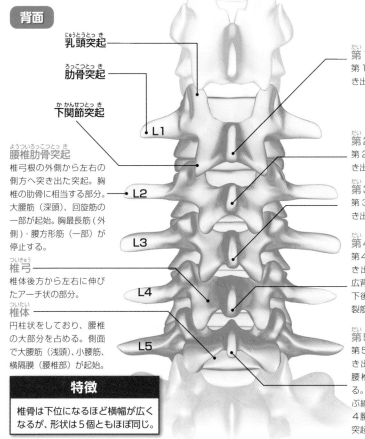

乳頭突起（にゅうとうとっき）

肋骨突起（ろっこつとっき）

下関節突起（かかんせつとっき）

L1

腰椎肋骨突起（ようついろっこつとっき）
椎弓根の外側から左右の側方へ突き出た突起。胸椎の肋骨に相当する部分。大腰筋（深頭）、回旋筋の一部が起始。胸最長筋（外側）・腰方形筋（一部）が停止する。

L2

椎弓（ついきゅう）
椎体後方から左右に伸びたアーチ状の部分。

L3

椎体（ついたい）
円柱状をしており、腰椎の大部分を占める。側面で大腰筋（浅頭）、小腰筋、横隔膜（腰椎部）が起始。

L4

L5

第1腰椎棘突起（だい ようついきょくとっき）
第1腰椎の後端で後方に突き出た突起。

第2腰椎棘突起（だい ようついきょくとっき）
第2腰椎の後端で後方に突き出た突起。

第3腰椎棘突起（だい ようついきょくとっき）
第3腰椎の後端で後方に突き出た突起。

第4腰椎棘突起（だい ようついきょくとっき）
第4腰椎の後端で後方に突き出た突起。水平に近い。広背筋・胸最長筋・胸棘筋・下後鋸筋の一部が起始。多裂筋・回旋筋の一部が停止。

第5腰椎棘突起（だい ようついきょくとっき）
第5腰椎の後端で後方に突き出た突起。第5腰椎は、腰椎の中で最も下位にある。左右の腸骨稜頂点を結ぶ線（ヤコビー線）は、第4腰椎棘突起と第5腰椎棘突起の間を走る。

特徴

椎骨は下位になるほど横幅が広くなるが、形状は5個ともほぼ同じ。

第4・第5腰椎棘突起の触診手順

1 腹臥位でリラックスした姿勢に

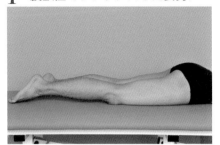

患者は腹臥位になる。

2 仙骨を確認する

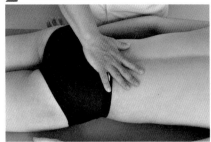

初めに仙骨を確認し、頭側にたどっていく。

3 最初に当たる腰椎棘突起を触診

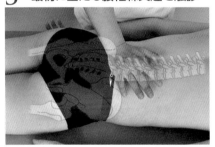

仙骨から頭側にたどっていくと最初に当たるのが第5腰椎棘突起。

4 第5腰椎からさらに頭側にたどる

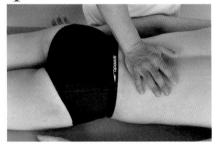

第5腰椎棘突起をさらに頭側にたどると、1つ上にあるのが第4腰椎棘突起。

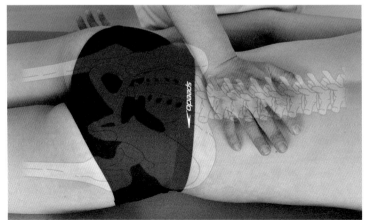

5 第4、第5腰椎棘突起を触知する

左右の腸骨稜頂点を結ぶ線(ヤコビー線)は、第4・第5棘突起間を通っている。棘突起間の距離は、1.5横指。

1 第3腰椎棘突起の触診

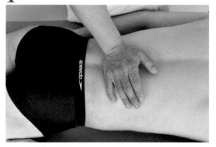

第4腰椎棘突起から、頭側に移動させて第3腰椎棘突起を触診する。

2 第2腰椎棘突起の触診

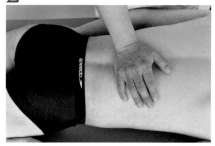

さらに頭側にたどって、第2腰椎棘突起を触診する。

3 第1腰椎棘突起の触診

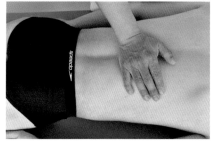

さらに頭側にたどって、第1腰椎棘突起を触診する。

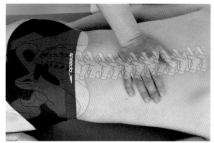

5個の腰椎はほぼ同じ形状で、棘突起がそれぞれ水平に突出している。

COLUMN

触診する手

　触診は、表層の組織を触診するときと、深層に触れるときとでは力の入れ具合が異なるし、また、部位によっても触れ方は異なってくる。例えば、触診する部位の幅が狭ければ指を1本だけ使って触れるのが一般的だが、もっと幅の広い部位であれば複数の指を使って触診する。また、神経の走行に触れる場合は、指先や腹ではなく、つめで弾くといったことも行なう。このように、触診は、その目的に合わせて指や手のひらの使い方が異なるのだ。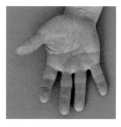

　いずれの場合でも重要なのは、触診する手の感覚を敏感にして、あらゆる状態を感じ取りやすくすること。そのためには、指先をできるだけリラックスした状態にすることが大切である。

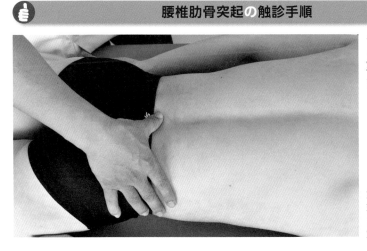

1

第5腰椎を確認する

第4・第5の各腰椎の棘突起は重なり合っていないため、椎体を同定する目安となる。

2 第5腰椎肋骨突起（左側）を触診

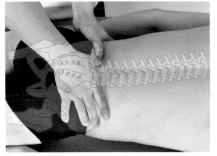

第5腰椎肋骨突起は、棘突起の外側約4cmの位置にある。

3 第5腰椎肋骨突起（右側）を触診

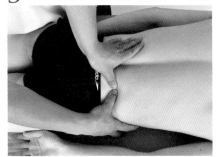

2と同じ手順で、右側の肋骨突起を触診する。

4 第4腰椎肋骨突起（左側）を触診

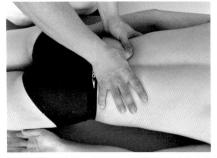

第5腰椎肋骨突起から頭側へたどって第4肋骨突起に触れる。

5 第4腰椎肋骨突起（右側）を触診

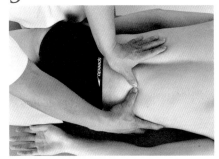

4と同じ手順で、右側の肋骨突起を触診する。以下、第1腰椎肋骨突起まで手順は同じ。

腰椎椎間関節

Joint of the lumbar vertebra（ジョイント・オブ・ザ・ランバー・ヴァーテブラ）

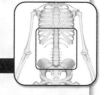

椎骨のうち、腰椎同士の連結で構成されるのが腰椎椎間関節。わずかな可動域しか持たない平面関節だが、複数の関節で大きな動きをつくる。

関係する骨

第1～5腰椎

主な筋の起始・停止

【起始】胸最長筋、大腰筋
【停止】横隔膜、腰方形筋

背面

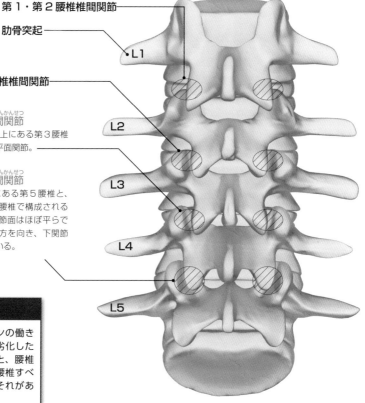

第1・第2腰椎椎間関節
肋骨突起
第2・第3腰椎椎間関節

第3・第4腰椎椎間関節
第4腰椎と、その1つ上にある第3腰椎で構成される多軸性の平面関節。

第4・第5腰椎椎間関節
腰椎の中で最も下位にある第5腰椎と、その1つ上にある第4腰椎で構成される多軸性の平面関節。関節面はほぼ平らである。上関節面は内後方を向き、下関節面は外側前方を向いている。

L1
L2
L3
L4
L5

特徴

腰椎間でクッションの働きをする椎間円板が劣化したり損傷したりすると、腰椎椎間板ヘルニアや腰椎すべり症を発症するおそれがある。

1 第4・第5関節面（左側）を触診

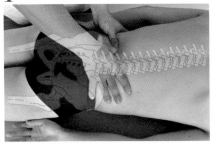

第5腰椎棘突起を同定し、左外側へ約2.5cmたどって第4・第5腰椎の関節面を触診する。

2 第4・第5関節面（右側）を触診

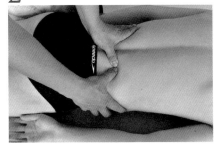

1と同様の手順で、右外側へ約2.5cmたどった第4・第5腰椎の関節面を触診する。

3 第3・第4関節面（左側）を触診

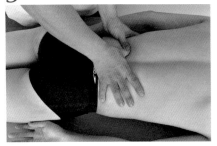

第4腰椎棘突起から頭側へたどり、1と同様の手順で第3・第4腰椎椎間関節（左側）を触診する。

4 第3・第4関節面（右側）を触診

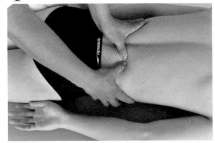

3と同様の手順で、第3・第4腰椎椎間関節（右側）を触診する。

COLUMN

腰椎椎間板ヘルニア

　腰椎椎間板ヘルニアは、椎間円板の外側線維輪に亀裂が生じ、髄核が後方に脱出して神経根を圧迫することで痛みが生じる。頸椎椎間板ヘルニア（P.138参照）と原因は同じだ。一定年齢以上の男性に発症率が高いのも共通している。違うのは、腰椎椎間板ヘルニアの後発部位が、第4・第5腰椎間、第5腰椎・第1仙骨間、第3・第4腰椎間であることと、主な症状が腰痛、坐骨神経痛、大腿神経痛などとなって現われる点である。診断は、患者を背臥位にし、膝関節伸展位のまま足をゆっくりと挙上（下肢伸展挙上テスト）。このとき、痛みが出るなどして可動域が70°以下なら陽性で、腰椎椎間板ヘルニアが疑われる。ただし、神経根の痛みの原因は数多くあるので、正確な判断をするには、さらにX線撮影やMRIなどの検査が必要である。

腰の可動域

　椎間関節は平面関節であり、わずかな可動域しか持たないが、複数の椎間関節が同時に稼働することで脊柱全体としては大きく動かすことができる。多軸性のため、前後左右（屈曲、伸展、側屈）および回旋の動きが可能なのも特徴。

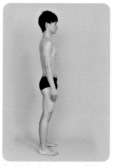

（1）基本ポジション（横）安静位は屈曲伸展中間位。

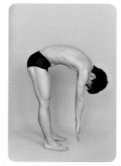

（2）屈曲　腰部を丸めて上体を前方に倒す。

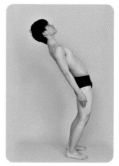

（3）伸展　腰部を反らして上体を後方に曲げる。

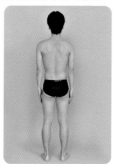

（4）基本ポジション（背面）

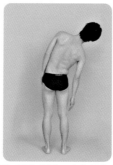

（5）側屈（右）　上体を右側方に曲げる。

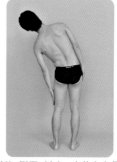

（6）側屈（左）　上体を左側方に曲げる。

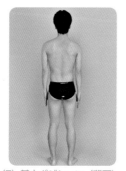

（7）基本ポジション（背面）

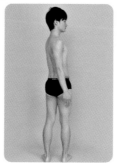

（8）回旋（右）　腰椎を回転軸にして上体を右にひねる。

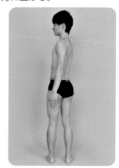

（9）回旋（左）　腰椎を回転軸にして上体を左にひねる。

第 5 章

胸郭の触診

胸骨

骨

Sternal bone（スターナル・ボーン）

胸部の前面中央にある扁平骨。上縁両側は鎖骨と胸鎖関節を構成し、側縁左右に肋骨が連結、胸肋関節を構成している。

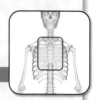

関係する関節

胸鎖関節

主な筋の起始

【起始】大胸筋、胸横筋、甲状舌骨筋、胸骨舌骨筋、胸骨甲状筋、胸鎖乳突筋
【停止】腹直筋、腹横筋

前面

胸骨柄（きょうこつへい）
胸骨のうち、上部約3分の1を占める部分。大胸筋（胸肋部）、胸鎖乳突筋（胸骨頭）、胸骨舌骨筋、胸骨甲状筋が起始する。

頸切痕（けいせっこん）
胸骨の上縁中央に位置する浅いくぼみ。両側の胸鎖乳突筋の胸骨頭に挟まれ、左右の鎖骨間にあるくぼみを頭側から触知できる。

胸骨角（きょうこつかく）
胸骨柄と胸骨体の結合部分。第5胸椎の高さにあり、前方へ突き出ている。

胸骨体（きょうこつたい）
胸骨の中部で、第2〜7肋骨が連結。大胸筋（胸肋部）が起始する。

剣状突起（けんじょうとっき）
胸骨体の尾側に位置する軟骨性の突起。横隔膜（胸骨部）が起始。腹直筋・腹横筋の一部が停止。

特徴

胸骨は、上から順に胸骨柄、胸骨体、剣状突起という3つの部分から成り、全体にやや前方へ湾曲した形状をしている。

頸切痕 の 触診手順

1 座位でリラックスした姿勢に

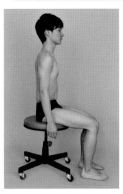

患者は座位（または立位でも可）になり、検者は前から触診する。

2 鎖骨を内側にたどる

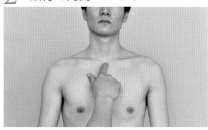

鎖骨を内側にたどり、左右の鎖骨間中央にある浅いへこみの頸切痕を下から上へたどりながら触診する。

3 頸切痕を触知する

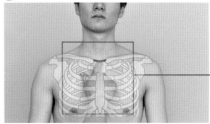

皮膚の上から触知できるが、鎖骨間靱帯を圧迫し過ぎないよう注意。頸切痕は両側の胸鎖乳突起の胸骨頭に挟まれている。

Close UP

胸骨角 の 触診手順

1 胸骨の突出部分を確認

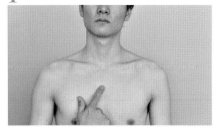

胸骨全体に掌を縦に当て、突出した部分があればそこが胸骨柄と胸骨体の結合部（胸骨角）である。胸骨頸切痕より約5cm下方にある。

2 突出部分の盛り上がりを触知

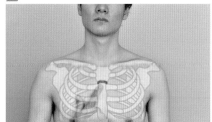

結合部の盛り上がりを、上から下へ指を動かしながら触知する。

胸骨柄 の 触診手順

1 胸骨の上部を触診

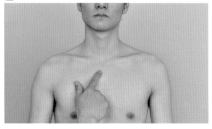

胸骨柄は、胸骨角を境にした上部約3分の1を占めるホームベース型の部分。上方の幅広い部分は、幅の狭い下方と比べて厚みもある。

2 胸骨柄を触知する

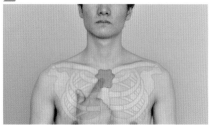

赤色で示した範囲が胸骨柄の全体像。

胸骨体 の 触診手順

1 胸骨体の上端から下方へ触知

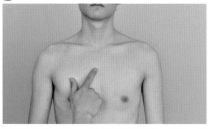

胸骨体の最上部と接する胸骨角から、下方へ向かって触診する。

2 胸骨体の下端まで触知

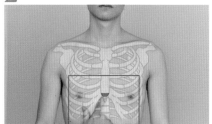

写真は、胸骨体の下端まで指が到達したところ。

Close UP

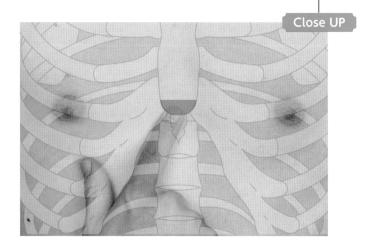

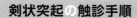

剣状突起の触診手順

1 腹部を下から上へたどる

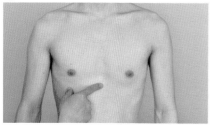

腹部中央を下から上へたどると、胸骨下部で最初に触知できる軟骨性の突起が剣状突起。

2 胸骨体まで下から上へたどる

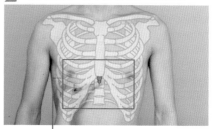

剣状突起をさらに下から上へたどると、剣状突起の上端と胸骨体の結合部（胸骨剣結合）に当たる。

Close UP

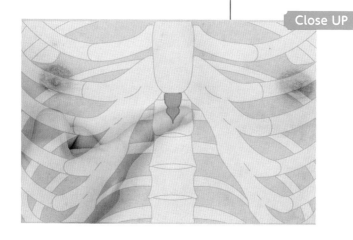

COLUMN

胸骨角（ルイ角）

　胸骨は、胸骨柄、胸骨体、剣状突起という3つの部分で構成されているが、そのうちの胸骨柄と胸骨体の境界は胸骨角（ルイ角）と呼ばれている。

　ここが解剖学的に重要なのは、この部分を通る水平面（胸骨角平面）が、ちょうど気管が気管支と分枝する高さと一致しているためである。気管は、喉頭から食道の前を下がって気管支につながる。気管支は、気管の下端から左右に分かれ、両肺に通じる細い管の形状をしている。

　胸骨柄と胸骨体の境界を探すときは、胸骨上縁から数cm下をたどったところの凸部を確認するとよい。また、同じく胸骨柄と胸骨角の境界は第2肋骨が胸骨と連結する部分なので、これを目印にすることもできる。

肋骨

ろっこつ

骨

Rib（リブ）

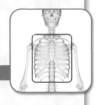

胸部の内臓を保護する扁平骨。左右12対（24本）の弓形で、胸椎と
肋椎関節を構成、上方7対は胸骨と胸肋関節を構成する。別名あばら骨。

関係する関節

胸肋関節（肋骨肋軟骨結
合、胸骨肋軟骨結合）、肋
椎関節

主な筋の起始・停止

【起始】胸骨舌骨筋、広頚筋、頚腸肋筋、広背筋、小胸筋、前
鋸筋、鎖骨下筋、外肋間筋、内肋間筋、横隔膜、外腹斜筋
【停止】前斜角筋、中斜角筋、後斜角筋、胸腸肋筋、上後鋸筋、
下後鋸筋、外肋間筋、内肋間筋、肋下筋、短肋骨挙筋、長肋骨
挙筋、内腹斜筋、腰方形筋

前面

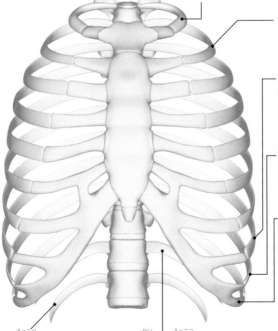

第1肋骨
最も上にある肋骨で、肋骨の中では一番短い。
第1胸椎の椎体に単一の関節面を持つ。

第2肋骨
上から2番目にある肋骨。胸骨角
の高さに位置する。

第8肋骨
第7肋軟骨を介して胸骨と結合する肋骨
の中では、最も上位に位置する。後端は
胸椎と連結して肋椎関節を構成。

第9肋骨
第7肋軟骨を介して胸骨と結合する肋骨
の中では、中央に位置する。後端は胸椎
と連結して肋椎関節を構成。

第10肋骨
第7肋軟骨を介して胸骨と結合す
る肋骨の中では、最も下位に位置
する。後端は胸椎と連結して肋椎
関節を構成。

第12肋骨
第1肋骨と並んで、肋骨中最も
短い。胸椎とのみ関節を成し、
前端は腹壁中に遊離している。

第11肋骨
第12肋骨とともに、胸椎とだけ関節
をなす。下位2対の肋骨の中では上部
に位置している。前端は腹壁中に遊離。

特徴

肋骨の長さは、第1〜7肋
骨までは下にいくほど長く
なり、第8肋骨からは次第
に短くなっていく。

第1肋骨の触診手順

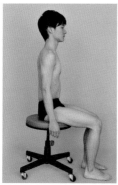

1
座位でリラックスした姿勢に

患者は座位になり、検者は後方から触診する。

2 前面を触診

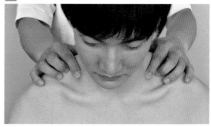

第1肋骨の肋骨体は、頭側から尾側に向かって、僧帽筋を通して触れる。

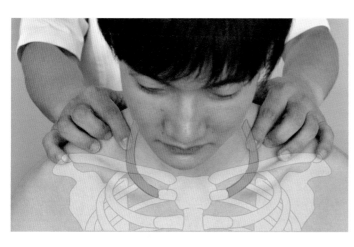

3 上面を触診

肋骨体後部は、第1胸椎棘突起の外側を頭側から尾側に向かって、僧帽筋の上から触れる。

第2肋骨の触診手順

1 胸骨角を横にたどる

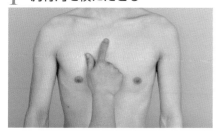

第2肋骨は胸骨角の高さに相当するので、はじめに胸骨角を確認し、続いて同じ高さの肋骨を左右に横にたどる。

2 鎖骨の尾側に触れる

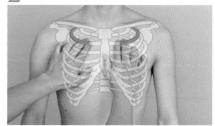

鎖骨の尾側で肋骨体の前部に触れる。

第 12 肋骨 の 触診手順

1 肋骨下端を確認

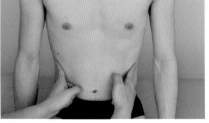

前端が腹壁中に遊離した浮遊肋のうち、最下部に位置するのが第12肋骨。体側を下から上へたどることで触知できる。

2 前端を後方へたどる

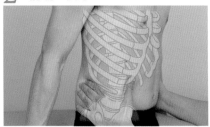

前端から後端へたどり、肋骨体後部に触れる。

第 11 肋骨 の 触診手順

1 第12肋骨を確認

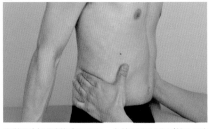

下位2対の浮遊肋のうち、上位にあるのが第11肋骨。第12肋骨を確認後、第11肋骨を触診する。

2 第11肋骨を触知する

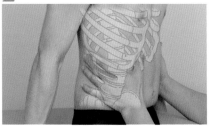

第11肋骨は体側の後方から前方へ約3分の2の距離に肋軟骨の前端がある。

第 10 肋骨 の 触診手順

1 肋軟骨から肋骨に指をたどる

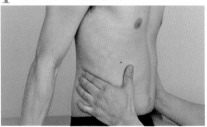

第7肋骨切痕で胸骨体と接合する第7肋軟骨を外側へたどり、下端で接合する第10肋軟骨から第10肋骨へたどっていく。

2 第10肋骨を触知する

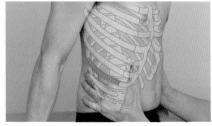

人差し指で触れているのが、第10肋骨。

第9肋骨の触診手順

1 第10肋骨の上方にある肋骨を触診

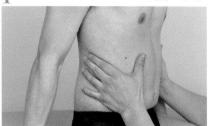

第10肋骨と同様に、肋骨体を前部から後部にかけて触知する。

2 第9肋骨を触知する

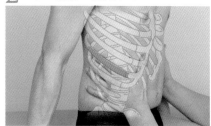

人差し指で触れているのが、第9肋骨。肋骨肋軟骨連結を境とする上方への傾斜が、すべての肋骨の中で最も大きい。

第8肋骨の触診手順

1 第9肋骨の上方にある肋骨を触診

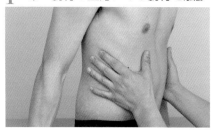

第9肋骨と同様に、肋骨体を前部から後部にかけて触知する。

2 第8肋骨を触知する

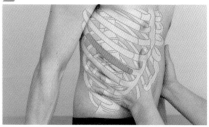

人差し指で触れているのが第8肋骨。

COLUMN

呼吸時の肋骨の動き

　外界から酸素を摂取し、二酸化炭素を排出するためのヒトの呼吸運動には、腹式呼吸と胸式呼吸の2種類がある。腹式呼吸は横隔膜の上下運動が主体の呼吸で、息を吸うときに横隔膜が下がり、息を吐くときに横隔膜が上がることから、腹部の動きが顕著である。

　対する胸式呼吸は、肋間筋による胸部運動が主体の呼吸のため、胸部の動きが顕著である。この動きが可能なのは胸郭に柔軟性があるためで、息を吸うときには胸部と肩が上がり、吐くときには胸部と肩が下がる。胸郭が柔軟なのは、肋骨と胸骨が直結せず、肋軟骨を介して連結しているため。これにより、呼吸運動を補助しているのだ。なお、一般に男性は腹式呼吸の傾向が強く、女性は胸式呼吸の傾向が強いとされる。

胸部の靱帯

　肋骨と胸椎は連結して平面関節の肋椎関節を構成する。関節の可動域は小さいが、呼吸時に胸郭を広げる動きなどに関与する。この肋椎関節は、さらに、肋骨頭と胸椎椎体の肋骨窩が連結する肋骨頭関節と、肋骨結節と胸椎の横突肋骨窩が連結する肋横突関節という、2つの関節から成る。それらのうち、肋骨頭関節を補強するのが放射状肋骨頭靱帯と関節内肋骨頭靱帯。肋横突関節を補強するのは肋横突靱帯、外側肋横突靱帯、上肋横突靱帯である。

肋横突靱帯
上肋骨窩と胸椎横突起を結ぶ短い靱帯。肋横突関節を補強する。

上肋骨窩
第2～10胸骨の椎体外側面の上後部にある関節面。肋骨頭と連結して肋骨頭関節を構成する。

横突肋骨窩
横突起にある関節面。肋骨結節と連結して肋横突関節を構成する。

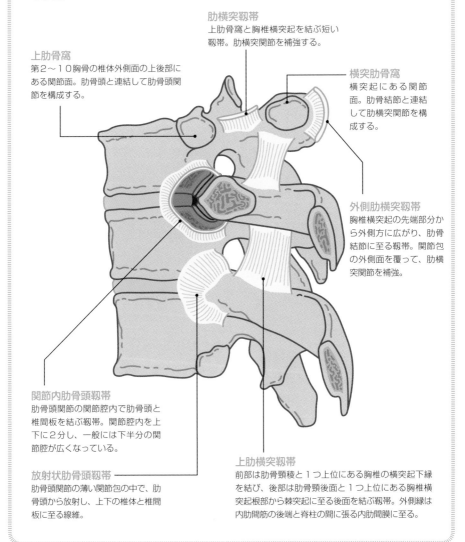

外側肋横突靱帯
胸椎横突起の先端部分から外側方に広がり、肋骨結節に至る靱帯。関節包の外側面を覆って、肋横突関節を補強。

関節内肋骨頭靱帯
肋骨頭関節の関節腔内で肋骨頭と椎間板を結ぶ靱帯。関節腔内を上下に2分し、一般には下半分の関節腔が広くなっている。

放射状肋骨頭靱帯
肋骨頭関節の薄い関節包の中で、肋骨頭から放射し、上下の椎体と椎間板に至る線維。

上肋横突靱帯
前部は肋骨頸稜と1つ上位にある胸椎の横突起下縁を結び、後部は肋骨頸後面と1つ上位にある胸椎横突起根部から棘突起に至る後面を結ぶ靱帯。外側縁は内肋間筋の後端と脊柱の間に張る内肋間膜に至る。

第6章

神経の触診

上肢の神経

じょうし　しんけい

Nerve of the upper limb（ナーヴ・オブ・ジ・アッパー・リム）

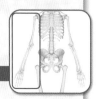

腕神経叢に由来する神経では、正中神経、尺骨神経、橈骨神経の径が大きく、上腕を下行しながらさらにいくつかの神経に分枝している。

関係する骨

上腕骨、橈骨、尺骨

近接する主な筋肉

【筋肉】方形回内筋、円回内筋、橈側手根屈筋、長掌筋、長母指屈筋、短母指外転筋、母指対立筋、短指屈筋、虫様筋、浅指屈筋、深指屈筋、尺側手根屈筋、母指内転筋、背側骨間筋、掌側骨間筋、小指外転筋、短小指屈筋、小指対立筋、短掌筋、上腕三頭筋、肘筋、腕橈骨筋、前腕の伸筋

右前面

正中神経
せいちゅうしんけい
上腕の内側を下降して肘の内側、前腕の屈側を通って手関節、さらに手掌に達する神経組織。筋肉に運動枝を送り、前腕の回内、手関節や指の屈曲、母指の掌側外転などの働きを制御する。

橈骨神経
とうこつしんけい
上腕部では上腕部内側の橈骨神経溝、前腕部では橈骨に沿って外側を走行する神経組織。後上腕皮神経、下外側上腕皮神経、後前腕皮神経、後骨間神経、背側指神経に分枝する。

尺骨神経
しゃっこつしんけい
上腕部では上腕骨尺骨神経溝、前腕部では尺骨に沿って内側を走行する神経組織。走行の途中で尺側手根屈筋、指屈筋に筋枝を出している。

特徴

尺骨神経は、骨や筋肉などで守られていない最も大きな神経。そのため、多くの神経の中でもとりわけ損傷を受けやすい部分である。橈骨神経が麻痺すると、手関節や中手指節間関節の伸展、前腕の回外などに障害が起きる。

1 上腕二頭筋の尺側を触診

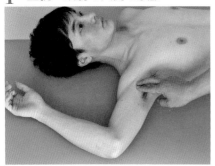

患者を背臥位にして上腕を外転させることにより、
上腕正中部に触れやすくなる。

2 肘関節方向にたどる

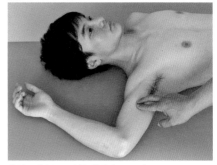

上腕正中部を、肘関節方向へたどっていく。

3 さらに肘関節方向にたどる

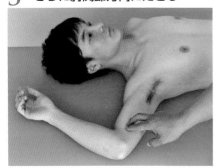

指を神経走行に直交させながら、さらに肘関節方
向へたどっていく。

4 肘関節部を触診

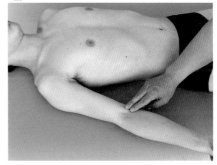

肘関節部では、上腕二頭筋の停止腱の内側を走っ
ている。

5 手掌部の方向にたどる

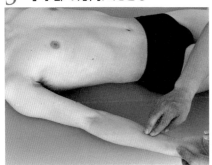

前腕正中部を手掌部の方向にたどっていく。

6 手根管まで神経の走行をたどる

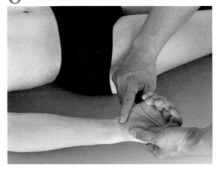

手根管では、橈側手根屈筋と長掌筋との間の深部
で触診する。

169

1 上腕尺側で神経の走行を確認

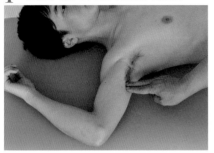

上腕の尺側において、上腕動脈の背側を走行する神経を確認する。

2 走行に沿い肘関節方向へたどる

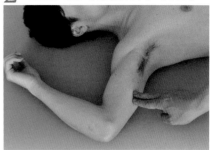

指を神経の走行に直交させながら、肘関節方向へたどっていく。

3 尺骨神経溝で触診

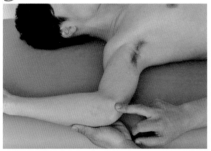

内側上顆の高さにある尺骨神経溝で触診する。

4 肘関節を越えて前腕部分で触診

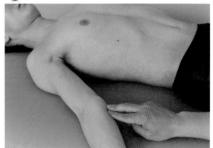

肘関節を越えて、尺側手根屈筋内を通り抜けて前腕に至る神経を触診する。

5 前腕を遠位にたどる

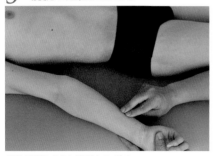

前腕尺側をさらに遠位にたどる。

6 尺骨動脈の尺側で触診

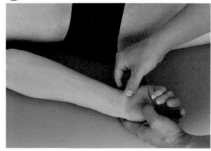

有鉤骨鉤と豆状骨の間のギヨン管において、尺骨神経と尺骨動脈が通過する。この箇所で触診する際は、尺骨動脈の尺側で尺骨神経に触れる。

橈骨神経の触診手順

1 上腕外側で触診

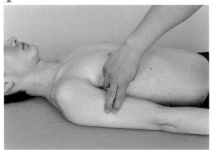

上腕外側で、上腕筋と上腕三頭筋の間の太い神経線維に触れる。

2 上腕骨外側上顆で触診

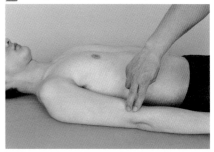

橈骨神経は、外側上顆のやや遠位で浅枝と深枝に分かれるので、回外筋を貫く直前（上腕外側上顆の前面）で深枝に触れる。

3 深枝の終わる部位で触診

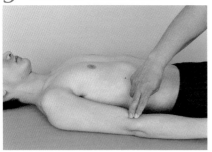

回外筋を貫いた後の橈骨神経は、橈骨頭の周囲に巻きつくように走行し、後骨間神経に分枝して終わる。

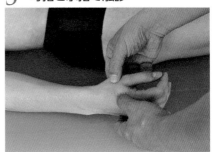

4 橈骨上で触れる

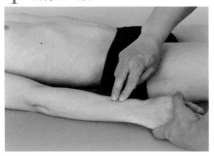

浅枝は茎状突起の10cmほど上で皮下の浅枝となる（腕橈骨筋と長橈側手根伸筋の間から現われる）ので、橈骨茎状突起の先まで走行をたどる。

5 母指と示指で触診

橈骨背側を通った浅枝は、母指、示指、中指に至り、とくに母指と示指の間の手部背側が固有知覚野となっている。

下肢の神経

Nerve of the lower limb（ナーヴ・オブ・ザ・ロワー・リム）

下肢の神経は、腰神経叢と仙骨神経叢から分枝し、相互に連結しながら
下肢の運動と知覚を司っている。

関係する骨

仙骨、坐骨、大腿骨、脛骨、
腓骨

近接する主な筋肉

【筋肉】大腿二頭筋、半腱様筋、半膜様筋、大内転筋の後部、
大腿二頭筋短頭、腓腹筋、ヒラメ筋、膝窩筋、長趾屈筋、長母
趾屈筋、後脛骨筋、足底の筋、前脛骨筋、第三腓骨筋、長趾伸
筋、長母趾伸筋、短趾伸筋、長腓骨筋、短腓骨筋、大腿四頭筋
（大腿直筋、外側広筋、中間広筋、内側広筋）、縫工筋、恥骨筋

左背面

大腿神経
腰神経叢から鼠径靱帯の下の筋裂孔を
通って大腿部に出る神経。大腿四頭筋に
分布する筋枝や、大腿前側の皮膚に分布
する前皮枝を出し、その後、伏在神経と
なって下腿内側の皮膚に分布する。

総腓骨神経
膝窩で外側腓腹皮神経を分岐した後に、
腓骨頭を回って、浅腓骨神経および深腓
骨神経に分かれる。

浅腓骨神経
下腿外側の腓骨筋群（長腓骨筋・短腓骨筋）
に分枝し、その後、下腿から皮下に出て
足背の皮膚に分布する。

深腓骨神経
腓骨頭を回って下腿前面に出てきた総腓
骨神経から分岐し、前脛骨動脈と伴行し
ながら下腿の前面を下行する。走行中に
下腿の伸筋群に筋枝を出した後、背側趾
神経になる。

坐骨神経
梨状筋下孔から大腿後方に出て、坐骨結節と大転
子の中間点のやや内側を通過する神経。大腿二頭
筋長頭と大内転筋の間を垂直に下行、膝窩の上方
で外側の総腓骨神経と内側の脛骨神経に分枝す
る。

脛骨神経
坐骨神経に由来する径の大きな神経。膝窩の上方
で脛骨の内側を並走する。膝窩で内側腓腹皮神経
を分枝し、膝窩動脈・膝窩静脈および後脛骨動脈
に沿って下行し、内果で外側足底神経および内側
足底神経に分枝する。

腓腹神経
脛骨神経の枝の内側腓腹皮神経と、総腓骨神経の
枝の外側腓腹皮神経の一つである腓腹神経交通
枝が結合して形成される末梢神経。アキレス腱の
外側縁近くを、小伏在静脈に沿って走行し、外果
と踵骨の間に入る。

特徴

坐骨神経は、同一個体内で
最大の直径と長さを持つ末
梢神経である。

172

坐骨神経 の 触診手順

1 腹臥位でリラックスした姿勢に

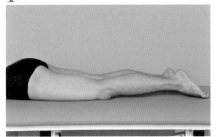

患者は腹臥位になる。

2 大転子と坐骨結節を確認

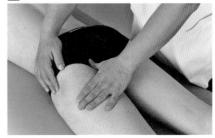

坐骨神経は、大転子と坐骨結節を結ぶ線上、坐骨結節から3分の1のところで触知できる。人体中最大の神経で太さは小指ほど。

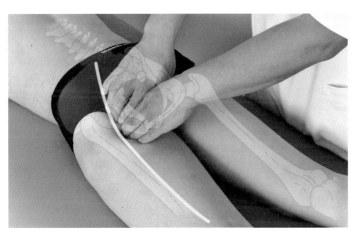

3 走行を足側へたどる

坐骨神経の走行を足側へたどると、大腿二頭筋長頭と大内転筋の間を走行する坐骨神経に触れられる。

4 さらに足側へたどる

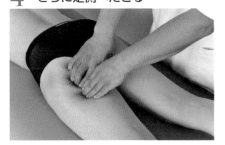

さらに足側へたどると膝窩の上方に至る。

5 膝窩の上方を触診

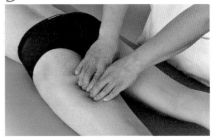

写真は、膝窩の上方で坐骨神経が終わる部分まで走行をたどっているところ。膝窩の上方で総腓骨神経と脛骨神経に分かれる。

1 背臥位でリラックスした姿勢に

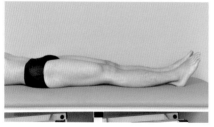

患者は背臥位になる。

2 大腿二頭筋の内側縁に触れる

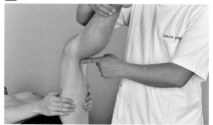

大腿を持ち上げ（股関節を屈曲）、大腿二頭筋の内側縁で膝窩の上外側縁に沿って走る総腓骨神経に触れる。

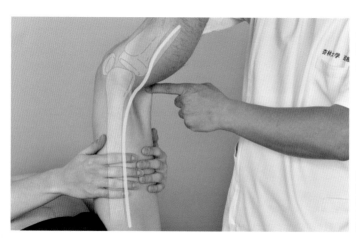

3 腓骨頭の後方で触れる

走行をたどり、腓骨頭の後方（左外側）で総腓骨神経に触れる。この神経は、浮上し、肉眼的に確認できることもある。

大腿神経 の 触診手順

1 大腿三角で位置を確認

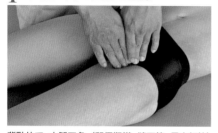

背臥位で、大腿三角（鼠径靱帯、縫工筋、長内転筋）に囲まれた部分に並ぶ大腿神経、大腿動脈、大腿静脈、リンパ管を確認する。

2 大腿神経を触知する

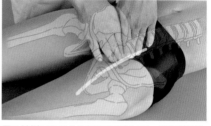

最も外側にある大腿神経を触知する。鼠径靱帯から出た神経は、各筋に筋枝を出すため細くなっている。

174

脛骨神経の触診手順

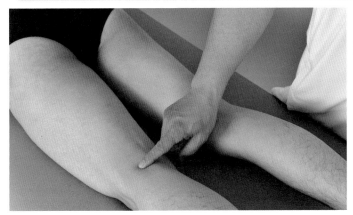

1
膝窩の正中部で触診

患者は腹臥位で膝は軽度屈曲。検者は膝窩の中央で脛骨神経を触知する。

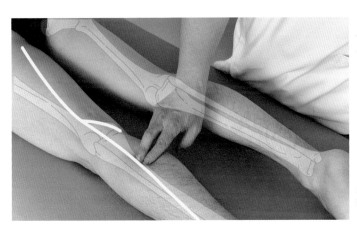

2
ふくらはぎで触診

膝関節を伸展させると神経が張って触れやすくなる。

3　内果後方で触診

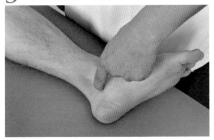

患者を背臥位にして、内果後方の足根管で脛骨神経に触れる。

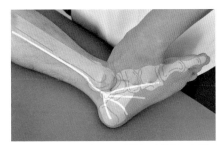

足根管付近の脛骨神経は、外側足底神経と内側足底神経に分かれる。

1 走行を確認する

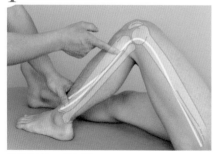

浅腓骨神経は腓骨頭を回って下腿前面に出てきた
総腓骨神経から分岐し、下腿の前外側を下行する。

2 下腿部の神経を触診

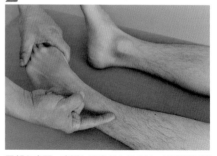

足部を底屈・内返しすることにより、足背部に神
経が浮き出てくる。

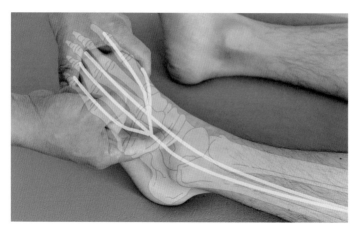

3 指先で弾くように 触診する

腓骨筋と長趾伸筋の間
を通って、下腿3分の1
で足背に達する浅腓骨
神経を線維に直交させな
がら、指先で弾くように
触診する。浅腓骨神経は
足背部で3本の枝に分か
れることが多いが、この
神経の走行にはバリエー
ションが見られる。

4 足背部を触診

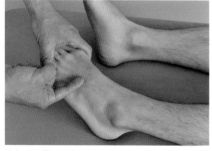

走行中に長腓骨筋に筋枝を出した後、足背で内側
足背皮神経と外側足背皮神経に分かれる。

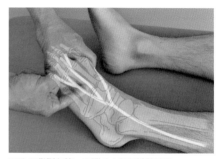

つめの背側を使って弾くように触診する。

深腓骨神経 の 触診手順

1 第1・第2中足骨を確認

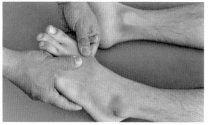

深腓骨神経は、第1中足骨と第2中足骨の間で触れることができる。

2 線維の走行に沿ってたどる

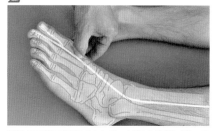

深腓骨神経を確認できたら、神経の線維に沿って頭側方向へたどる。

腓腹神経 の 触診手順

1 足部を背屈・内返しさせる

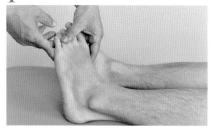

足部を背屈・内返しさせ、足背外側に浮き出てくる神経を確認する。

2 外果の後方で触診

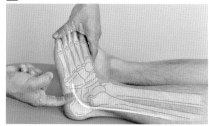

足部の外側で外果の後方に浮き出た神経と直交させながら、つめの背側で線維を弾くようにして触診する。

COLUMN

総腓骨神経麻痺（鶏歩）と脛骨神経麻痺（踵足）

　　総腓骨神経や脛骨神経が圧迫されたり、炎症を起こしたりすると、歩行動作に異常をきたすことがある。総腓骨神経麻痺の原因は、骨折や腫瘍などによる圧迫、ギプス固定、神経炎、股関節脱臼など。症状で顕著なのは、前脛骨筋、長趾伸筋、長母趾伸筋、腓骨筋などの麻痺による足関節の背屈や外反運動の不能である。足首や足趾を反らすことができず、歩行時に膝を高く上げなくてはならなくなるので、これをその動きから「鶏歩」と呼ぶこともある。脛骨神経麻痺は、足関節の底屈不能などの運動麻痺や、外果、足部外側、足底部の知覚異常が主な症状。脛骨神経が完全に麻痺すると、腓腹筋、ヒラメ筋の麻痺が表れ、足関節の底屈、内反、足趾の屈曲が困難となり外反鈎足を呈する。外反鈎足は足のつま先が宙に浮き、踵だけで接地する足の変形であり、別名「踵足」ともいう。

自律神経系とは

　自律神経系とは、末梢神経系のうち自律的な機能を担う神経系のこと。自律神経系は具体的には、心筋、平滑筋（内臓、血管）、分泌腺に分布し、呼吸や消化・吸収、循環や分泌などの不随意的な活動を調節する。脊柱の両側を走る幹から出ている交感神経系と、脳幹と仙髄から出ている副交感神経系という2つの神経系から成り、通常、これらの神経系は1つの臓器や器官にそれぞれ線維を送り、互いに拮抗する働きをしている（二重支配している）場合が多い。例えば、交感神経は心臓血管系を促進し、消化器系や泌尿器系を抑制。逆に副交感神経は心臓血管系を抑制し、消化器系や泌尿器系を促進する。

交感神経

自律神経系の末梢神経で、第1胸髄から上位の腰髄までの両側に連なる交感神経幹から出て、全身の臓器や器官を支配している。

副交感神経

脳幹（間脳・中脳・橋・延髄）から出ている副交感神経は、脳神経の一部を構成している（動眼神経、顔面神経、舌咽神経、迷走神経）。仙髄（腰髄と尾髄に挟まれた脊髄の一部）から出る副交感神経は、骨盤内の臓器や器官を支配している。

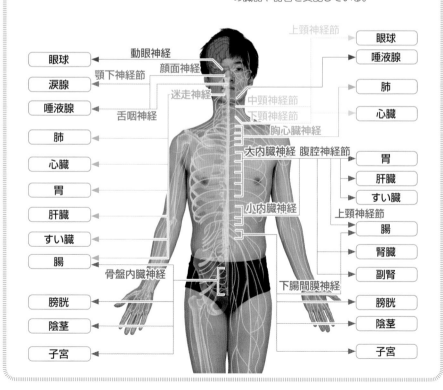

第7章

血管の触診

上肢の血管

Blood vessel of the upper limb（ブラッド・ヴェッセル・オブ・ジ・アッパー・リム）

鎖骨下動脈が腋窩動脈、上腕動脈となり、肘関節の屈側で橈骨動脈・尺骨動脈に分枝しながら、上腕から指先まで血液を送り出している。

関係する骨

上腕骨、橈骨、尺骨

近接する主な筋肉

【筋肉】上腕二頭筋、烏口腕筋、上腕三頭筋、三角筋、大円筋

右前面

上腕動脈（じょうわんどうみゃく）

大胸筋下縁から肘関節にかけて、正中神経と並走する動脈。上腕二頭筋や上腕三頭筋などに枝を出すとともに、肘関節動脈網を形成する動脈（側副動脈）が分枝。肘関節の屈側で橈骨動脈と尺骨動脈に分枝する。

橈骨動脈（とうこつどうみゃく）

肘窩から手にかけて走行する動脈。上腕動脈から橈骨に沿って走行し、手掌で尺骨動脈と接続する。

尺骨動脈（しゃっこつどうみゃく）

肘窩から手にかけて走行する動脈。上腕動脈から尺骨に沿って走行し、手掌で橈骨動脈と接続する。

特徴

上肢の末梢にある橈骨動脈は、脈拍の触知に用いられることが多い。上腕動脈は全経路を追うことが可能。

180

上腕動脈 の 触診手順

1 上腕二頭筋腱の内側縁を触診

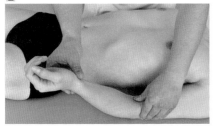

患者を背臥位にして上腕二頭筋の停止腱を確認し、その内側縁に沿って触れる。

2 肘関節部で拍動を触知

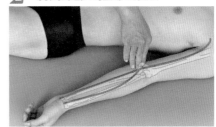

肘関節部では、上腕二頭筋腱膜の内側で拍動を触知できる。触診するときは、血管に沿って3本の指を当てる。

橈骨動脈 の 触診手順

1 茎状突起と手根屈筋の間で触知

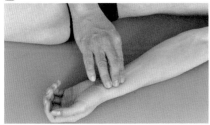

橈骨動脈は、橈骨茎状突起と橈骨手根屈筋の間で触知することができる。

2 舟状骨で深枝を触知

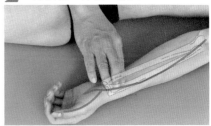

橈骨動脈の深枝は、舟状骨を横切るところで触診できる。

尺骨動脈 の 触診手順

1 豆状骨の近位部で触診

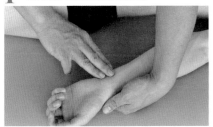

尺骨動脈は、豆状骨の近位部（動脈が尺骨前面で手関節を横切る直前の位置）で触診できる。

2 尺骨動脈を触知する

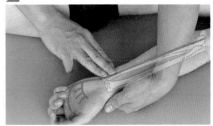

有鉤骨の鉤と豆状骨の間に位置するギヨン管を、尺骨動脈と尺骨神経が通っている。

下肢の血管

Blood vessel of the lower limb（ブラッド・ヴェッセル・オブ・ザ・ロワー・リム）

血管

大まかに、外腸骨動脈→大腿動脈→膝窩動脈→前脛骨動脈・後脛骨動脈
という流れ。前脛骨動脈は、さらに足背動脈に分枝する。

関係する骨

大腿骨、脛骨

近接する主な筋肉

【筋肉】縫工筋、大腿筋、内転筋、大内転筋、腓腹筋、前脛骨
筋

左前面

大腿動脈（だいたいどうみゃく）
外腸骨動脈から続き、鼠径部から膝上
部までを走行しながら下肢に血液を送
り込む動脈。下方で膝窩動脈に続く。

膝窩動脈（しっかどうみゃく）
大腿動脈が膝窩を通るところで膝窩動
脈となる。下方ではヒラメ筋腱弓の下
で前後の脛骨動脈に分枝。さらに膝関
節に広がる小枝も出ている。

前脛骨動脈（ぜんけいこつどうみゃく）
膝窩動脈が、膝関節の下でヒラメ腱弓
を通った後に分枝する動脈の一つ。下
腿骨間膜の上方を通り、下腿の前面で
前脛骨筋の深部を、深腓骨神経ととも
に下行。さらに下行しながら周囲の筋
へ筋枝を送る。

後脛骨動脈（こうけいこつどうみゃく）
前脛骨動脈同様、膝窩動脈が膝関節の下でヒ
ラメ腱弓を通った後に分枝する動脈のうちの
一つ。はじめ脛骨神経の外側に沿って下行し、
腓骨動脈を分岐。その後、腓骨神経の深部を
横切り、その内側を走行する。さらに内果へ
と至り、屈筋支帯の下を通ったところで、内
側および外側足底動脈に分枝する。

足背動脈（そくはいどうみゃく）
前脛骨動脈が下伸筋支帯の下を通って
足背に出た動脈。足根の関節や指の筋
肉にかけて枝を出した後、背側中足動
脈および深足底枝となる。

特徴

下肢の血管は、動脈と静脈
が並んでいることが多く、主
な動脈のそばには、それと同
じ名前の静脈が走行してい
る。

👍 大腿動脈の 触診手順 👍

1 背臥位でリラックスした姿勢に

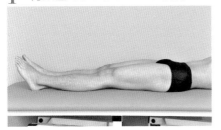

患者は背臥位になる。

2 鼠径靭帯の内側で拍動を触知

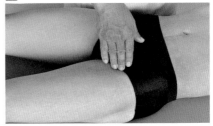

大腿動脈は、上前腸骨棘と恥骨結節の中間辺りで拍動を感じることができる。

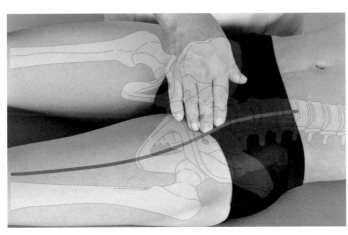

3 大腿動脈を触知する

大腿三角（鼠径靭帯、縫工筋、長内転筋）に囲まれた部位で、外側から大腿神経、大腿動脈、大腿静脈、リンパ管の順に並んでいる。

COLUMN

スカルパ三角

　スカルパ三角（別名：大腿三角）は、近位を鼠径靭帯、外側を縫工筋、内側を長内転筋によって形づくられている三角の部分。三角はややへこんでおり、体表からも確認することができる。

　スカルパ三角には大腿神経、大腿動脈、大腿静脈、リンパ管が通っており、深層には大腿骨頭がある。大腿動脈は鼠径靭帯のほぼ中央下に位置する血管裂孔を通って大腿の前面に出、スカルパ三角を垂直に下行。大腿神経は鼠径靭帯の下の筋裂孔を通り、大腿部に出る。変形性股関節症（P.91 参照）が進行すると、股関節前方のスカルパ三角を触圧したときに痛みを伴うことがある。

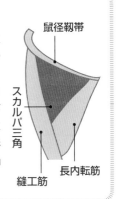

鼠径靭帯
スカルパ三角
長内転筋
縫工筋

膝窩動脈の触診手順

1 腹臥位でリラックスした姿勢に

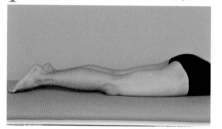

患者は腹臥位になる。

2 膝を屈曲させて深層部を触診

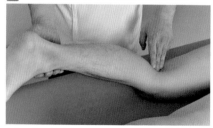

3本の指で膝窩部を触診。膝を屈曲させると、筋が弛緩して深層部に触れやすくなる。

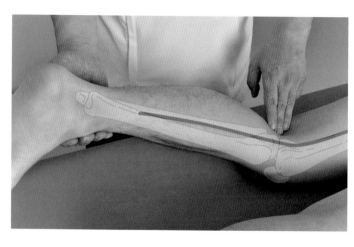

3 膝窩動脈を触知する

膝窩部においては、外側から総腓骨神経、脛骨神経、膝窩静脈、膝窩動脈の順に並んでいる。

足背動脈の触診手順

1 長母趾筋腱と長趾伸筋腱間を触診

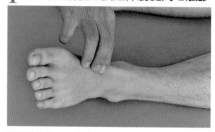

長母趾筋腱と長趾伸筋腱の間にある足背動脈は、皮下にあるため後脛骨動脈より触知しやすい。

2 足背動脈を触知する

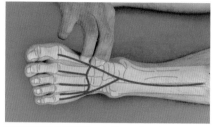

両側果部間の背面は、内側から順に前脛骨筋腱、長母趾伸筋腱、足背動脈、長趾伸筋腱が並んでいる。

前脛骨動脈 の 触診手順

1 前脛骨筋の深部を触診

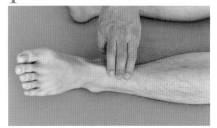

前脛骨動脈は下腿遠位前面で、前脛骨筋と長母趾伸筋の間の深部を下行するので、そこを触診。

2 前脛骨動脈を触知する

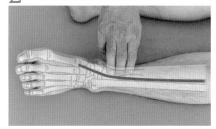

前脛骨動脈は、前脛骨静脈と深腓骨神経を伴う。

後脛骨動脈 の 触診手順

1 腹臥位でリラックスした姿勢に

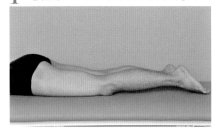

患者は腹臥位（または側臥位）になる。

2 後脛骨筋腱の後方で触診

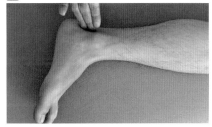

後脛骨筋腱と長趾屈筋腱の後方で拍動を触知する。

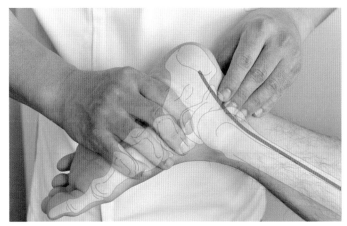

3
後脛骨動脈を触知する

後脛骨動脈は、長趾筋腱と長母趾屈筋腱の間にあり、内果後方にある屈筋支帯の下部（足根管）を通過する。

頭部・頸部の血管

とうぶ　けいぶ　けっかん

血管

Blood vessel of the head（ブラッド・ヴェッセル・オブ・ザ・ヘッド）

頸動脈は血液を頭部に送り込む基本的な血管で、主として総頸動脈とそこから分岐する外頸動脈、内頸動脈がある。

関係する骨

頭骨、頸椎

近接する主な筋肉

【筋肉】胸鎖乳突筋、肩甲舌骨筋の前腹、茎突舌骨筋、顎二腹筋の後腹

前面

浅側頭動脈
せんそくとうどうみゃく

外頸動脈の2つの終枝のうちの細い方（太い方は顎動脈）で、頭皮、耳介、咀嚼筋（咬筋、側頭筋）、顎関節に血液を供給。耳下腺の内部において起こり、下顎骨の下顎頸を越え、側頭骨の頬骨突起後根を越える。

総頸動脈
そうけいどうみゃく

頭部に血液を送る血管の総主幹としての役割を果たす動脈で、左右に一対ある。第6頸椎の高さにおいて右は胸鎖関節の高さにある腕頭動脈から分かれ、左は鎖骨下動脈の直後で直接大動脈弓から分かれる。

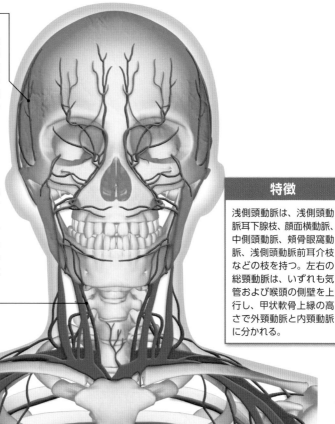

特徴

浅側頭動脈は、浅側頭動脈耳下腺枝、顔面横動脈、中側頭動脈、頬骨眼窩動脈、浅側頭動脈前耳介枝などの枝を持つ。左右の総頸動脈は、いずれも気管および喉頭の側壁を上行し、甲状軟骨上縁の高さで外頸動脈と内頸動脈に分かれる。

浅側頭動脈 の 触診手順

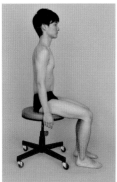

1
座位でリラックスした姿勢に

患者は座位になり、検者は後方から触診する。

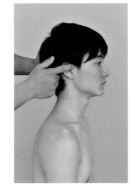

2
こめかみ付近を触診

浅側頭動脈は耳介前部（こめかみ付近）で触知できる。

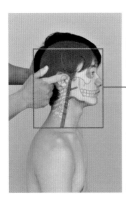

3
浅側頭動脈を触知する

浅側頭動脈は、耳下腺の内部で起こり、下顎骨の下顎頸を越えて、側頭骨の頬骨突起を越える。

Close UP

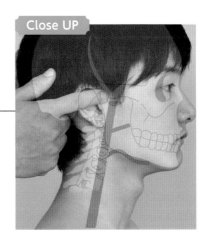

総頸動脈 の 触診手順

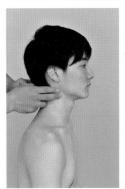

1
顎関節直下で触診

頸部の顎関節の直下付近に脈拍に触れられる箇所がある。総頸動脈で脈拍を測定する場合は、示指で行なうのが一般的。

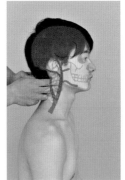

2
総頸動脈を触知する

総頸動脈は、気管、食道の外側を垂直に上行し、甲状軟骨上縁の高さで外頸動脈と内頸動脈に分かれる。

索引